# INTERMITTIERENDES FASTEN FÜR FRAUEN ÜBER 50

*Wie man Gewicht verliert und*

*Fett verbrennen nach der*

*Menopause mit der*

*wissenschaftlichen*

*5-Schritte-Stoffwechsel-Methode und*

*Verlangsamen des Alterns*

*mit einfachen Strategien*

## Angelika Schneider

Unter keinen Umständen kann der Herausgeber für Wiedergutmachung, Schäden oder finanzielle Verluste aufgrund der hierin enthaltenen Informationen direkt oder indirekt zur Verantwortung gezogen werden.

Die jeweiligen Autoren besitzen alle Urheberrechte, die nicht beim Verlag liegen.

Die hierin enthaltenen Informationen werden ausschließlich zu Informationszwecken angeboten und sind als solche allgemein gültig. Die Darstellung der Informationen erfolgt ohne Vertragsbindung und ohne jegliche Garantiezusage.

Die verwendeten Warenzeichen sind ohne jegliche Zustimmung, und die Veröffentlichung des Warenzeichens erfolgt ohne Erlaubnis oder Rückendeckung des Warenzeicheninhabers. Alle Warenzeichen und Marken innerhalb dieses Buches dienen nur der Verdeutlichung und sind Eigentum der Inhaber selbst, die nicht mit diesem Dokument verbunden sind.

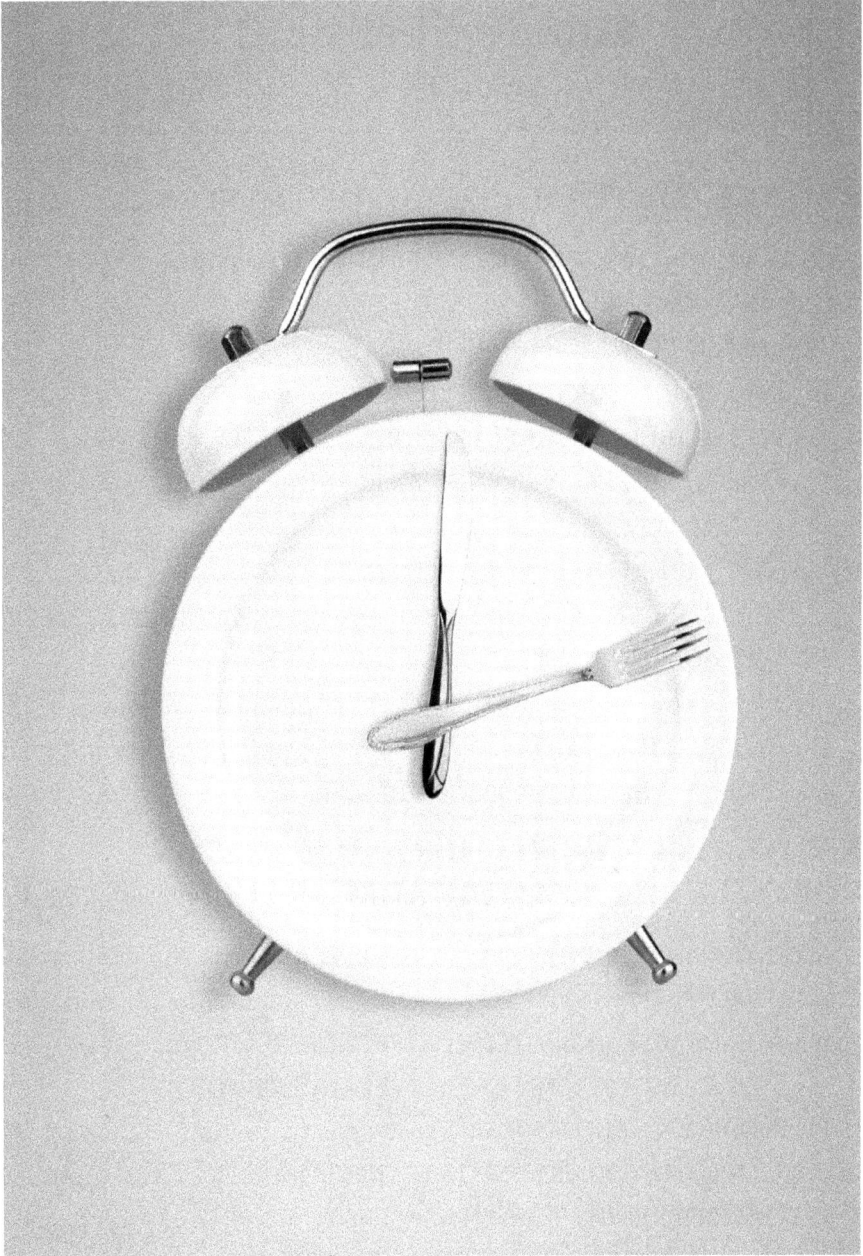

# Inhaltsübersicht

# Einführung

Intermittierendes Fasten ist eines der einflussreichsten Gesundheits- und Wellness-Phänomene in der Welt im Moment. Die Menschen nutzen es, um Gewicht zu verlieren, ihr Wohlbefinden zu stärken und ihr Leben zu erleichtern.

Was ist intermittierendes Fasten? Intermittierendes Fasten ist eine Form der Ernährung, bei der zwischen Fasten- und Essenszeiten gewechselt wird. Es schreibt Ihnen nicht vor, welche Lebensmittel Sie zu sich nehmen sollen, sondern wann Sie diese essen können. Insofern ist es eher als Essstil denn als Diät im herkömmlichen Sinne zu bezeichnen. Regelmäßiges Fasten für 24 Stunden oder 16-Stunden-Fasten zweimal pro Woche sind zwei beliebte Praktiken des intermittierenden Fastens.

Die Menschen haben seit Anbeginn der Zeit das Fasten praktiziert. Supermärkte, Kühlschränke und ganzjähriges Essen standen den alten Jägern und Sammlern nicht zur Verfügung. Sie konnten nichts finden, was sie verzehren konnten. Infolgedessen haben sich die Menschen angepasst, um lange Zeiträume ohne Nahrung überleben zu können.

Fasten wird schon seit Tausenden von Jahren beobachtet. Es wurde verwendet, um den Fokus zu erhöhen, das Leben zu verlängern, die Alzheimer-Krankheit zu reduzieren, die Insulintoleranz zu verhindern und sogar das Alterungsphänomen umzukehren.

IF kann auf verschiedene Art und Weise erreicht werden, aber sie beinhalten oft die Trennung des Tages oder der Woche durch Essens- und Fastenzeiten.

Im Folgenden sind die an den häufigsten verwendeten Methoden aufgeführt:

- **Der 16/8-Ansatz.** Das Lean-Gains-Verfahren bedeutet auch, das Frühstück auszulassen und die tägliche Nahrungsaufnahme auf 8 Stunden zu reduzieren, z. B. 13 bis 21 Uhr. Danach wird 16 Stunden lang geswitcht.

- **Eat-Stop-Eat**: Das bedeutet, einmal, vielleicht zweimal pro Woche 24 Stunden lang zu fasten, z. B. an einem Tag kein Abendessen zu sich zu nehmen und am nächsten Tag zu essen.

- **Die 5:2-Diät:** An zwei nicht aufeinanderfolgenden Tagen in der Woche nehmen Sie nur 500-600 Kalorien zu sich, an den restlichen fünf Tagen essen Sie regelmäßig.

Diese Strategien können Ihnen helfen, Gewicht zu verlieren, indem Sie Ihren Kalorienverbrauch senken, solange Sie dies nicht dadurch kompensieren, dass Sie während der Essenszeiten viel mehr konsumieren.

Viele Personen finden den 16/8-Ansatz am einfachsten, langfristig und schnell umsetzbar. Er ist auch der bekannteste.

Die gesundheitlichen Vorteile des intermittierenden Fastens sind auf Verbesserungen des Hormonspiegels, der Zellstruktur und der Genexpression zurückzuführen.

Der Spiegel des menschlichen Wachstumshormons steigt, während der Insulinspiegel beim Fasten sinkt. Die Zellen des Körpers verändern auch die Genexpression und aktivieren kritische zelluläre Reparaturprozesse. Intermittierendes Fasten hat eine lange Liste von Vorteilen, von der Gewichtsreduktion bis zur verbesserten geistigen Konzentration, von denen viele wissenschaftlich belegt sind. Diese Ernährungsmethode ist ideal für bestimmte Frauen, aber was ist mit denen von uns, die in den Wechseljahren oder nach den Wechseljahren sind?

Wenn eine Frau in ihre 40er und 50er Jahre eintritt, beginnen ihre Sexualhormone spontan zu sinken, wenn die Eierstöcke aufhören, Progesteron und Östrogen freizusetzen, wodurch die Menstruation ausbleibt. Die Menopause wird beschrieben, wenn eine Frau 12 Monate hintereinander keine Periode hat.

Frauen können nach der Menopause weniger aufnahmefähig für Insulin werden, so dass sie Schwierigkeiten haben, Zucker und verarbeitete Kohlenhydrate zu konsumieren; eine solche Stoffwechselumstellung wird als Insulinresistenz bezeichnet und geht häufig mit Erschöpfung und Schlafproblemen einher. Glücklicherweise können Menschen intermittierendes Fasten nutzen, um ihnen zu helfen, die steile Achterbahn der Menopause zu navigieren. Wenn Sie Erschöpfung, Insulintoleranz oder Gewichtszunahme als Folge der Wechseljahre spüren, sollten Sie es vielleicht einmal ausprobieren.

Intermittierendes Fasten funktioniert auf allen Seiten der Kalorienberechnung. Es erhöht die Stoffwechselrate (verbrauchte Kalorien) und verringert dadurch die Nahrungsmenge, die Sie zu sich nehmen (reduziert Kalorien).

In den letzten Jahrzehnten hat sich der Typ-2-Diabetes extrem verbreitet. Erhöhte Blutzuckerwerte im Sinne einer Insulinresistenz sind das markanteste Merkmal.

Etwas, das die Insulintoleranz senkt und vor Typ-2-Diabetes schützt, kann helfen, den Blutzuckerspiegel zu senken. Es wurde festgestellt, dass intermittierendes Fasten signifikante Vorteile für die Insulintoleranz hat und zu einer signifikanten Senkung des Blutzuckerspiegels führt. In Humanstudien wurde gezeigt, dass intermittierendes Fasten den Nüchtern Blutzucker um 3 bis 6 Prozent und das Nüchtern Insulin um 20 bis 31 Prozent senken kann.

Was sollten Sie essen, wenn Sie intermittierendes Fasten praktizieren? Es gibt keine Vorgaben oder Einschränkungen, welche Art von Lebensmitteln man beim intermittierenden Fasten zu sich nehmen sollte. Allerdings ist es unwahrscheinlich, dass die Vorteile des intermittierenden Fastens mit konsequenten Big Mac-Mahlzeiten einhergehen.

Eine ausgewogene Ernährung ist das Geheimnis, um Gewicht zu verlieren, das Energieniveau zu halten und die Diät durchzuhalten. Jeder, der versucht, Gewicht zu reduzieren, sollte nährstoffreiche Lebensmittel wie Gemüse, Obst, Nüsse,

Vollkornprodukte, Samen, Bohnen, mageres Eiweiß und Milchprodukte essen.

Unsere Richtlinien werden den Lebensmitteln etwas ähnlich sein. Wir würden in der Regel für eine bessere Gesundheit verschreiben - unverarbeitete, ballaststoffreiche, vollwertige Lebensmittel, die Geschmack und Qualität bieten.

Anders ausgedrückt: Wenn Sie viele der in diesem Buch genannten Lebensmittel verzehren, werden Sie beim Fasten keinen Hunger bekommen.

Am Ende des Tages ist der richtige Ansatz etwas, das Sie handhaben und über einen längeren Zeitraum beibehalten können, während es keine schädlichen Auswirkungen auf die Gesundheit hat. Dieses Buch ist ein umfassender Leitfaden über intermittierende Fastenstrategien, wie diese Strategien für Frauen über 50 von Vorteil sind und wie sie zu einem gesunden Lebensstil führen.

# Kapitel 1: Intermittierendes Fasten

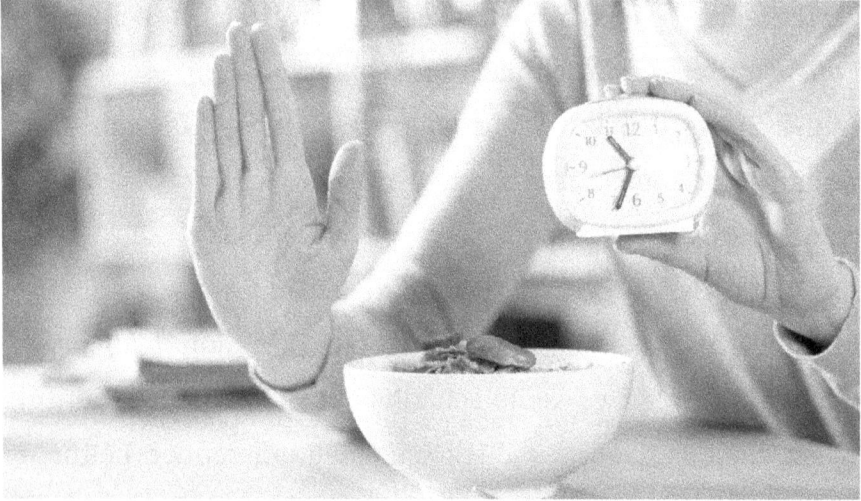

Intermittierendes Fasten ist eines der einflussreichsten Gesundheits- und Wellness-Phänomene in der Welt im Moment. Die Menschen nutzen es, um Gewicht zu verlieren, ihr Wohlbefinden zu stärken und ihr Leben zu erleichtern. Mehrere Forschungen haben gezeigt, dass es starke Auswirkungen auf das Gehirn hat und einem hilft, länger zu leben.

Dies ist die umfassende Anleitung zum intermittierenden Fasten für Anfänger.

## 1.1 Was ist intermittierendes Fasten und wie funktioniert es?

Intermittierendes Fasten ist eine Form der Ernährung, bei der zwischen Fasten- und Essenszeiten gewechselt wird.

Sie sagt Ihnen nicht, welche Lebensmittel Sie verzehren sollen, sondern wann Sie sie essen können.

So gesehen ist es eher ein Essstil als eine Diät im herkömmlichen Sinne.

Regelmäßiges Fasten für 24 Stunden oder 16-Stunden-Fasten zweimal pro Woche sind zwei beliebte Praktiken des intermittierenden Fastens.

Die Menschen haben seit Anbeginn der Zeit das Fasten praktiziert. Supermärkte, Kühlschränke und ganzjähriges Essen standen den alten Jägern und Sammlern nicht zur Verfügung. Sie konnten nichts finden, was sie verzehren konnten.

Infolgedessen hat sich der Mensch so angepasst, dass er lange Zeiträume ohne Nahrung überleben kann.

Fasten ist in der Tat normaler als die regelmäßige Einnahme von 3-4 (oder mehr) Mahlzeiten am Tag.

Fasten wird auch im Christentum, Islam, Buddhismus und Judentum aus spirituellen oder religiösen Gründen beobachtet.

## 1.2 Fasten-Geschichte

Fasten wird schon seit Tausenden von Jahren beobachtet. Es wurde verwendet, um den Fokus zu erhöhen, das Leben zu verlängern, die Alzheimer-Krankheit zu reduzieren, die Insulintoleranz zu verhindern und sogar das Alterungsphänomen umzukehren. Es gibt hier eine Menge zu behandeln, also eröffnen wir ein neues Segment mit der Bezeichnung "Fasten".

Außer dem, was man übersehen hat, gibt es nichts anderes - Marie Antoinette

Und das übersehene Problem beim Abnehmen ist: "Wann essen wir?" Wir vernachlässigen das Thema Häufigkeit auf keine andere Weise. Ein Sturz von einem 1000 Fuß hohen Gebäude würde uns mit ziemlicher Sicherheit zerstören. Ist das aber dasselbe wie 1000-mal von einer 1-Meter-Wand zu fallen? Sicherlich nicht. Trotzdem beträgt die insgesamt zurückgelegte Strecke immer noch 1000 Meilen.

Bis zu einem gewissen Grad erhöhen alle Lebensmittel den Insulinspiegel. Der Verzehr der richtigen Lebensmittel hilft, einen erhöhten Spiegel zu vermeiden, aber nicht, ihn zu senken. Obwohl bestimmte Lebensmittel gesünder sind als andere, erhöhen mittlerweile alle Lebensmittel den Insulinspiegel.

Der Trick, um eine Insulinresistenz zu vermeiden, besteht darin, den Insulinspiegel täglich extrem niedrig zu halten.

Wenn alle Lebensmittel den Insulinspiegel erhöhen, ist die einzige Option die totale, freiwillige Diätabstinenz. Kurz gesagt, die Lösung, nach der wir suchen, ist das Fasten.

**Fasten**

Die Lösung für dieses verwirrende Dilemma liegt im Bewährten, nicht im neuen und tollsten Diätmuster. Wir sollten uns auf uralte Heilrituale der Vergangenheit konzentrieren, anstatt nach irgendeiner exotischen, noch nie erprobten Diätkur zu suchen. Fasten ist eines der ältesten Heilungsrituale, die der Menschheit bekannt sind. So ziemlich jede Gesellschaft und jeder Glaube auf dem Globus hat diese Methode angewandt.

Wenn das Thema Fasten zur Sprache kommt, rollen alle mit den Augen. Gibt es eine Hungersnot? Ist das die Lösung? Nein, das stimmt nicht. Fasten ist ein völlig eigenständiges Phänomen. Der spontane Mangel an Nahrung wird als Hungern bezeichnet. Er ist weder geplant noch inszeniert. Hungernde Menschen haben keine Ahnung, wo oder wann die nächste Nahrung auftauchen wird. Fasten hingegen ist der freiwillige Verzicht auf Essen aus moralischen, ernährungstechnischen oder anderen Gründen.

Es ist der Gegensatz zwischen einem Selbstmordversuch und dem Sterben an Altersschwäche. Die beiden Wörter können niemals austauschbar verwendet werden. Fasten kann mit wenigen Stunden oder mit vielen Monaten erreicht werden.

Fasten ist in gewisser Weise eine Funktion der täglichen Existenz. Das Essen, das das Fasten - das jeden Tag durchgeführt wird - beendet, wird als "Frühstück" bezeichnet.

Fasten ist eines der ältesten und am häufigsten befolgten Heilrituale der Welt. Hippokrates von Kos (ca. 460-c. 370 v. Chr.) ist allgemein bekannt als der Erfinder der modernen Medizin. Fasten und die Einnahme von Apfelessig waren zwei der Heilmittel, die er befürwortete und förderte. Zu konsumieren, während man krank ist, bedeutet, die Krankheit zu nähren, sagte Hippokrates. Plutarch, ein antiker griechischer Schriftsteller und Autor, wiederholte diese Gefühle. "Anstatt Medikamente zu verwenden, sollte man lieber heute fasten", sagte er. Plato und sein Schüler Aristoteles, beide antike griechische Philosophen, waren begeisterte Verfechter des Fastens.

Die Krankenpflege lässt sich in der Natur beobachten, so die alten Griechen. Wenn Menschen, wie auch andere Spezies, krank werden, nehmen sie keine Nahrung zu sich. Das Fasten hat den Beinamen "der innere Arzt" verdient. Wenn Hunde, Katzen und Erwachsene krank sind, führt dieser Fasten-"Instinkt" dazu, dass sie magersüchtig werden. Ein Gefühl, das fast jeder schon einmal hatte. Nehmen Sie sich eine Minute Zeit, um sich an das letzte Mal zu erinnern, als Sie eine Grippe hatten. Essen war vielleicht das letzte, woran Sie gedacht haben. Daher scheint das Fasten ein universeller menschlicher

Impuls als Reaktion auf verschiedene Krankheiten zu sein. Fasten ist also in der menschlichen Gesellschaft verwurzelt und so alt wie die Geschichte selbst.

Die alten Griechen nahmen an, dass Fasten die kognitiven Fähigkeiten verbessert. Denken Sie an das letzte Mal, als Sie ein großes Thanksgiving-Dinner gegessen haben. Haben Sie sich danach energiegeladener und konzentrierter gefühlt? Oder fühlten Sie sich stattdessen schläfrig und ein wenig dösig? Es ist mehr als eindeutig das Letztere. Um die enorme Kalorienzufuhr zu bewältigen, wird das Blut in den Verdauungstrakt umgeleitet, wodurch weniger Blut für das Gehirn übrig bleibt. Der endgültige Effekt ist ein Ernährungskoma.

Einige gelehrte Giganten oft befürwortet Fasten. "Fasten ist das beste Heilmittel" - so Philippus Paracelsus, der Erfinder der Toxikologie und einer der drei Begründer der modernen westlichen Medizin (neben Hippokrates und Galen). "Das größte aller Heilmittel ist Ausruhen und Fasten", schrieb Benjamin Franklin, einer der Gründerväter Amerikas und ein Mann, der für seinen weiten Einblick in viele Bereiche bekannt war.

Fasten aus spirituellen Gründen ist weit verbreitet, und es ist ein Merkmal fast jeder großen Religion auf dem Planeten. Dem Fasten wurden von Buddha, dem Propheten Mohammed und Jesus Christus heilende Fähigkeiten zugeschrieben. In der spirituellen Terminologie wird es oft als Waschung oder Reinigung bezeichnet, aber es ist im Wesentlichen das Gleiche.

Das Fasten entstand unabhängig von verschiedenen Glaubensrichtungen und Traditionen, nicht als gefährliches Ritual, sondern als etwas, das dem menschlichen Körper und Geist zutiefst zuträglich ist. Im Buddhismus wird meist nur am Morgen gegessen, und die Anhänger fasten regelmäßig von mittags bis zum nächsten Morgen. Darüber hinaus gibt es zahlreiche reine Wasserfasten über Tage oder sogar Wochen.

Während des heiligen Monats Ramadan fasten die Muslime zwischen Sonnenaufgang und Sonnenuntergang. Jede Woche montags und donnerstags forderte der Prophet Muhammad die Bürger zum Fasten auf. Der Ramadan ist der am gründlichsten erforschte der Fastenzyklen. Auch das Flüssigkeitsverbot unterscheidet ihn von vielen anderen Fastenzyklen. Sie fasten und durchlaufen zusätzlich zum Fasten eine Phase der moderaten Dehydrierung. Da außerdem die Nahrungsaufnahme vor Sonnenaufgang und nach Sonnenuntergang erlaubt ist, zeigen neuere Forschungen, dass die reguläre Kalorienzufuhr während dieser Zeit normalerweise ansteigt. Der Verzehr von Nahrung vor Sonnenaufgang und nach Sonnenuntergang scheint einigen der positiven Effekte entgegenzuwirken.

Daher ist Fasten ein Konzept, das sich seit jeher bewährt hat. Fasten ist wirksam, so die drei berühmtesten Persönlichkeiten, die je existiert haben. Glauben Sie, wir hätten das nicht schon, sagen wir, 1000 Jahre früher herausgefunden, wenn es eine gefährliche Praxis wäre?

## 1.3 Strategien für intermittierendes Fasten

IF kann auf verschiedene Art und Weise erreicht werden, aber sie beinhalten oft die Trennung des Tages oder der Woche durch Essens- und Fastenzeiten.

Während der Fastenzeiten nehmen Sie nur sehr wenig oder gar nichts zu sich.

Im Folgenden sind die an den häufigsten verwendeten Methoden aufgeführt:

- **Der 16/8-Ansatz.** Das Lean-Gains-Verfahren bedeutet auch, das Frühstück auszulassen und die tägliche Nahrungsaufnahme auf 8 Stunden zu reduzieren, z. B. 13 bis 21 Uhr. Danach wird 16 Stunden lang geswitcht.

- **Eat-Stop-Eat**: Das bedeutet, einmal, vielleicht zweimal pro Woche 24 Stunden lang zu fasten, z. B. an einem Tag kein Abendessen zu sich zu nehmen und am nächsten Tag zu essen.

- **Die 5:2-Diät:** An zwei nicht aufeinanderfolgenden Tagen in der Woche nehmen Sie nur 500-600 Kalorien zu sich, an den restlichen fünf Tagen essen Sie regelmäßig.

Diese Strategien können Ihnen helfen, Gewicht zu verlieren, indem Sie Ihren Kalorienverbrauch senken, solange Sie dies nicht dadurch kompensieren, dass Sie während der Essenszeiten viel mehr konsumieren.

Viele Personen finden den 16/8-Ansatz am einfachsten, langfristig und schnell umsetzbar. Er ist auch der bekannteste.

## 1.4 Wie sich IF auf Ihre Hormone und Zellen auswirkt

Während Sie fasten, finden in Ihrem Körper mehrere Vorgänge auf zellulärer und molekularer Basis statt.

Um zurückbehaltenes Körperfett besser zugänglich zu machen, verändert der Körper z. B. den Hormonspiegel.

Wesentliche Reparaturmechanismen und Veränderungen der Genexpression werden oft von Ihren Zellen initiiert.

Wenn Sie fasten, macht Ihr Körper die folgenden Veränderungen durch:

- **Menschliches Wachstumshormon:** Der Wachstumshormonspiegel steigt an, oft sogar um das 5-fache. Dies hat eine Reihe von Vorteilen, einschließlich Gewichtsverlust und Muskelaufbau.

- **Insulin:** Die Insulintoleranz steigt und der Insulinspiegel sinkt deutlich. Ein niedrigerer Insulinspiegel macht gespeichertes Körperfett besser verfügbar.

- **Zelluläre Reparatur:** Während Sie fasten, neigen Ihre Zellen dazu, sich selbst zu reparieren. Autophagie ist ein Mechanismus, bei dem Zellen alte und beschädigte

Proteine, die sich in ihnen angesammelt haben, aufnehmen und zerstören.

- **Genexpression:** Es gibt Variationen in der Genregulation, die mit dem Überleben und der Krankheitsresistenz verbunden sind.

Die gesundheitlichen Vorteile des intermittierenden Fastens sind auf Verbesserungen des Hormonspiegels, der Zellstruktur und der Genexpression zurückzuführen.

Der menschliche Wachstumshormonspiegel steigt, während der Insulinspiegel beim Fasten sinkt. Die Zellen des Körpers verändern auch die Genexpression und aktivieren kritische zelluläre Reparaturprozesse.

## 1.5 Ein sehr effektives Werkzeug zur Gewichtsreduktion

Der beliebteste Grund für Menschen, intermittierendes Fasten zu versuchen, ist, Gewicht zu verlieren.

- Intermittierendes Fasten wird automatisch den Kalorienverbrauch reduzieren, indem es Sie zwingt, weniger Mahlzeiten zu sich zu nehmen.
- Intermittierendes Fasten verändert oft den Hormonspiegel, was die Gewichtsreduktion unterstützt.

- Es steigert die Produktion des fettverbrennenden Hormons Noradrenalin, reduziert Insulin und erhöht den Wachstumshormonspiegel (Noradrenalin).

- Kurzfristiges Fasten kann durch diese hormonellen Veränderungen Ihren Stoffwechsel um 3,6 bis 14 Prozent erhöhen.

- Intermittierendes Fasten führt zu einer Gewichtsreduktion, indem es alle Aspekte des Kalorienspektrums verändert, indem es Sie dabei unterstützt, weniger zu essen und weitere Kalorien zu verbrennen.

- Intermittierendes Fasten hat sich in Experimenten als eine sehr erfolgreiche Methode zur Gewichtsabnahme erwiesen.

- Dieses Essverhalten führt laut einem Analysebericht aus dem Jahr 2014 zu einem Gewichtsverlust von 3 bis 8 % über einen Zeitraum von 3 bis 24 Wochen, was im Vergleich zu anderen Studien zur Gewichtsabnahme eine große Menge ist.

- Demselben Bericht zufolge haben die Menschen 4 bis 7 % ihres Taillenumfangs verloren, was einen erheblichen Verlust an ungesundem Bauchfett bedeutet, das sich um die Organe herum ansammelt und Krankheiten hervorruft.

- In einer anderen Analyse induzierte intermittierendes Fasten weniger Muskelschwäche als die häufigere Form der konstanten Kalorienrestriktion.
- Bedenken Sie jedoch, dass die Haupterklärung für seine Beliebtheit darin liegt, dass intermittierendes Fasten Ihnen erlaubt, insgesamt weniger Kalorien zu sich zu nehmen. Sie verlieren nicht viel Gewicht, wenn Sie saufen und mehr durch Ihre Nahrungsaufnahme Stunden verbrauchen.

## 1.6 Gesundheitliche Vorteile

Intermittierendes Fasten wurde sowohl bei Menschen als auch bei Tieren ausgiebig untersucht.

Diese Erkenntnisse haben gezeigt, dass es bei der Gewichtsreduktion und dem allgemeinen Wohlbefinden von Körper und Gehirn helfen kann. Es kann Ihnen auch dabei helfen, ein längeres Leben zu führen.

Im Folgenden sind die wichtigsten gesundheitlichen Vorteile des intermittierenden Fastens aufgeführt:

- **Gewichtsverlust:** Wie bereits erwähnt, hilft Ihnen intermittierendes Fasten, Gewicht und Fettansammlungen zu verlieren, ohne absichtlich Kalorien zu begrenzen.
- **Insulinresistenz:** Fasten kann helfen, Typ-2-Diabetes zu verhindern, indem es den Blutzuckerspiegel um 3 bis

6 % und den Nüchterninsulinspiegel um 20 bis 31 % senkt.

- **Entzündung:** Mehrere Berichte deuten auf einen Rückgang der Entzündungsmarker hin, einem primären Treiber vieler chronischer Krankheiten.

- Intermittierendes Fasten senkt nachweislich das "schlechte"LDL-Cholesterin, die Entzündungsrezeptoren, die Triglyceride im Blut, die Insulinresistenz und den Blutzucker - beides Risikofaktoren für Herzversagen.

- Intermittierendes Fasten hat in der Tierforschung gezeigt, dass es das Risiko von Krebs reduziert.

- **Gesundheit des Gehirns:** Fasten steigert das Gehirnhormon BDNF, das die Entwicklung neuer Nervenzellen fördern kann. Es kann auch helfen, der Alzheimer-Krankheit vorzubeugen.

- **Anti-Aging:** Intermittierendes Fasten erhöht nachweislich die Lebenserwartung von Ratten. Gefastete Ratten lebten laut Studien 36 bis 83 Prozent länger.

Es ist wichtig, sich daran zu erinnern, dass die Wissenschaft noch in ihren Anfängen steckt. Die Mehrheit der Experimente waren begrenzt, kurzfristig oder tierbasiert. Viele Bedenken bleiben in der höherwertigen Forschung am Menschen unbeantwortet.

Intermittierendes Fasten hat mehrere gesundheitliche Vorteile sowohl für den Körper als auch für den Geist. Es wird Ihnen helfen, Gewicht zu verlieren und gleichzeitig die Chancen zu senken, Typ-2-Diabetes, Herzversagen und Krebs zu entwickeln. Es kann Ihnen sogar dabei helfen, ein längeres Leben zu führen.

## 1.7 Macht einen gesunden Lebensstil einfacher

Gesunde Ernährung ist praktisch, aber es kann eine Herausforderung sein, sie durchzuhalten.

Eines der größten Hindernisse ist der Zeit- und Arbeitsaufwand für die Planung und Zubereitung nahrhafter Mahlzeiten.

Intermittierendes Fasten macht das Leben einfacher, da Sie nicht so viele Mahlzeiten zubereiten, servieren oder aufräumen müssen.

Intermittierendes Fasten ist auch in der Life-Hacking-Community sehr verbreitet, da es Ihr Wohlbefinden steigert und gleichzeitig Ihr Leben vereinfacht.

Intermittierendes Fasten hat mehrere Vorteile, einer davon ist, dass es gesünderes Essen einfacher ermöglicht. Sie haben weniger Zeit für die Vorbereitung, das Kochen und das Aufräumen nach Ihren Mahlzeiten.

## 1.8 Wer sollte vorsichtig sein oder sich davon fernhalten?

Intermittierendes Fasten ist nicht für jeden geeignet.

Wenn Sie untergewichtig sind oder sogar eine Vorgeschichte von Essstörungen haben, sollten Sie einen Arzt aufsuchen, bevor Sie sich auf eine harte Tour begeben.

In diesen Situationen kann es regelrecht gefährlich werden.

**Ist es für Frauen angemessen zu fasten?**

Einigen Daten zufolge könnte intermittierendes Fasten für Frauen nicht so effektiv sein wie für Männer.

Eine Untersuchung ergab, dass es die Insulinreaktion bei Männern erhöht, aber die Blutzuckerregulierung von Frauen beeinträchtigt.

Trotz des Mangels an menschlicher Forschung zu diesem Thema haben Studien an Ratten gezeigt, dass intermittierendes Fasten dazu führen, dass weibliche Ratten abgemagert, vermännlicht und unfruchtbar werden und ihre Periode ausfallen lassen.

Empirischen Studien zufolge hörte die Menstruation von Frauen auf, nachdem sie mit IF begonnen hatten, und kehrte zu den gewohnten Werten zurück, nachdem sie ihre frühere Ernährungsroutine fortgesetzt hatten.

Intermittierendes Fasten kann für Frauen zu diesen Zwecken vermieden werden.

Sie sollten sich an ihre eigenen Regeln halten, wie z.B. die schrittweise Einführung der Praxis und den schnellen Abbruch bei Komplikationen, wie z.B. einer Amenorrhö (Ausbleiben der Menstruation).

Erwägen Sie, das intermittierende Fasten vorerst zu verschieben, wenn Sie Probleme in der Schwangerschaft haben oder eine Schwangerschaft planen. Wenn Sie schwanger sind oder stillen, ist diese Essgewohnheit wahrscheinlich nicht gut.

Fasten wird nicht für diejenigen empfohlen, die untergewichtig sind oder eine Vorgeschichte von Essstörungen haben. Intermittierendes Fasten kann auch nachteilig für bestimmte Frauen sein, nach einigen Fakten.

**Nebenwirkungen und Sicherheit**

Die häufigste Nebenwirkung des intermittierenden Fastens ist Hunger.

Auch Sie können sich müde fühlen, und das Gehirn arbeitet vielleicht nicht mehr so gut wie früher.

Dies wird nur vorübergehend sein, da der Körper Zeit braucht, um sich an den neuen Speiseplan anzupassen.

Bevor Sie intermittierendes Fasten durchführen, kontaktieren Sie den Arzt, wenn Sie ein medizinisches Problem haben.

Dies ist besonders wichtig, wenn Sie:

- Sie haben Probleme, Ihren Blutzucker zu kontrollieren.
- Sie haben Diabetes.
- Nehmen Sie Ihr Medikament wie verordnet ein.
- Sie haben einen niedrigen Blutdruckwert.

- Hatte in der Vergangenheit auch ein Essproblem.
- Sie sind übergewichtig.
- Wurde bei Ihnen eine Amenorrhöe diagnostiziert?
- Sie sind eine Mutter, die Schwierigkeiten hat, schwanger zu werden.
- Sie stillen oder sind schwanger.

Alles in allem hat das intermittierende Fasten eine ausgezeichnete Sicherheitsbilanz. Wenn Sie sicher und gut genährt sind, ist es nicht riskant, für eine Weile auf Nahrung zu verzichten.

Hunger ist die häufigste Nebenwirkung des intermittierenden Fastens. Fasten kann nicht durchgeführt werden, ohne vorher einen Spezialisten aufzusuchen, wenn Sie ein medizinisches Problem haben.

**Die am häufigsten gestellten Fragen**

Im Folgenden finden Sie Antworten auf einige der am häufigsten gestellten Fragen zum intermittierenden Fasten.

- **Darf ich während des Fastens Flüssigkeiten trinken?**

Ja, wirklich. Kalorienfreie Getränke wie Wasser, Kaffee und Tee sind geeignet. Kaffee darf nicht gesüßt werden. Geringe Mengen an Milch oder Sahne sind wohl angebracht. Kaffee ist während des Fastens besonders hilfreich, weil er das Hungergefühl unterdrückt.

- **Ist es nicht ungesund, das Frühstück auszulassen?**

Nein, das ist nicht wahr. Das Problem ist, dass die meisten klischeehaften Frühstücks-Skipper ein ungesundes Leben führen. Die Prozedur ist völlig unbedenklich, wenn Sie den Rest des Tages gesunde Nahrung zu sich nehmen.

- **Darf ich während des Fastens Nahrungsergänzungsmittel einnehmen?**

Ja, wirklich. Bedenken Sie jedoch, dass bestimmte Ergänzungsmittel, wie z. B. fettlösliche Vitamine, am besten funktionieren, wenn sie mit der Nahrung eingenommen werden.

- **Kann ich trainieren, wenn ich faste?**

Ein Fastentraining ist durchaus akzeptabel. Vor einem Fastentraining erwägen manche Menschen die Einnahme von verzweigtkettigen Aminosäuren (BCAAs).

- **Stimmt es, dass Fasten zu Muskelabbau führt?**

Beide Strategien zur Gewichtsreduktion führen zu Muskelverlust; deshalb ist es wichtig, Gewichte zu heben und viel Protein zu konsumieren. Intermittierendes Fasten produziert weniger Muskelschwäche als normale Kalorienrestriktion, laut einem Bericht.

- **Kann Fasten den Stoffwechsel verlangsamen?**

Nein, Studien zeigen, dass kurzes Fasten den Stoffwechsel ankurbeln. Fasten für drei oder vier Tage hingegen verlangsamt den Stoffwechsel.

- **Sollten Kinder zum Fasten gedrängt werden?**

Es ist wahrscheinlich keine gute Idee, Ihr Kind fasten zu lassen.

# 1.9 Ansprechen

Sie haben in Ihrem Leben schon viele längere Fastenzeiten hinter sich.

Wenn Sie jemals zu Abend gegessen haben, aber am nächsten Tag lange geschlafen haben und erst mittags etwas gegessen haben, haben Sie 16 Stunden oder mehr gefastet.

So ernähren sich manche Menschen auf natürliche Weise. Am Morgen haben sie kein Hungergefühl.

Viele Menschen halten die 16/8-Methode für die einfachste und dauerhafteste Methode des intermittierenden Fastens; vielleicht möchten Sie damit beginnen. Wenn Sie das Fasten mögen und sich dabei gesund fühlen, können Sie zu extremerem Fasten übergehen, wie z. B. 24-Stunden-Fasten 1- bis 2-mal pro Woche (das ist Eat-Stop-Eat) oder nur 500-600 Kalorien an 1 bis 2 Tagen pro Woche zu sich nehmen (das ist die 5:2-Diät).

Eine andere Möglichkeit ist, einfach zu fasten, wann immer es möglich ist - Mahlzeiten auszulassen, wenn Sie keinen Hunger haben oder keine Zeit, sie zuzubereiten.

Um zumindest einen Teil der Vorteile zu nutzen, müssen Sie keinen formalen Zeitplan für das intermittierende Fasten einführen.

Experimentieren Sie mit verschiedenen Methoden, bis Sie eine entdecken, die Ihnen gefällt und sich in Ihre Routine einfügt.

Am besten fangen Sie mit der 16/8-Methode an und arbeiten sich später zu längeren Fastenzeiten hoch. Es ist entscheidend, verschiedene Methoden auszuprobieren, bevor Sie eine finden, die zu Ihnen passt.

## 1.10 Sollten Sie das ausprobieren?

Jeder muss nicht intermittierendes Fasten praktizieren.

Es ist nur eine der Lebensstiländerungen, die Ihnen helfen werden, ein gesünderes Leben zu führen. Die wichtigsten Dinge, auf die Sie sich konzentrieren sollten, sind immer echte Lebensmittel zu essen, Sport zu treiben und genügend Schlaf zu bekommen.

Wenn Sie den Gedanken des Fastens nicht mögen, sollten Sie dieses Buch einfach ignorieren und fortfahren, das zu tun, was Sie wollen.

Wenn es um die Ernährung geht, gibt es keine Einheitsgröße, die für alle passt. Der sicherste Lebensstil für Sie ist einer, den Sie mit der Zeit beibehalten können.

Einige wenige Personen profitieren vom intermittierenden Fasten, andere nicht. Zu welcher Partei Sie gehören, können Sie nur herausfinden, indem Sie es ausprobieren.

Fasten kann eine effektive Strategie sein, um Gewicht zu verlieren und Ihre Fitness zu verbessern, wenn Sie es mögen und glauben, dass es eine nachhaltige Form der Ernährung ist.

# Kapitel 2: Intermittierendes Fasten Vorteile für 50 Jahre alte Frauen

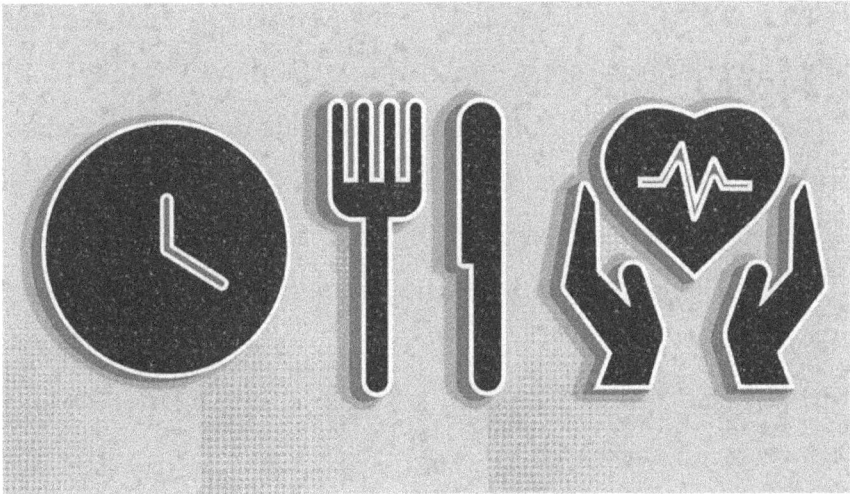

Intermittierendes Fasten ist die Ernährungspraxis, bei der Sie zwischen Ess- und Fastenmustern abwechseln. Intermittierendes Fasten kann auf verschiedene Arten durchgeführt werden, wie z. B. die 5:2- oder 16/8-Technik.

Zahlreiche Forschungen haben gezeigt, dass es signifikante gesundheitliche und kognitive Auswirkungen haben kann. Hier sind einige der gesundheitlichen Auswirkungen des verlängerten Fastens, die klinisch nachgewiesen wurden.

## 2.1 Intermittierendes Fasten und Verlust von hartnäckigem Körperfett

Jeder, der schon einmal eine strenge Diät gemacht hat und einen einstelligen Körperfettanteil erreicht hat, kennt das Problem: hartnäckiges Fett.

Trotz ausgiebigem Training und drastisch reduziertem Kalorienverbrauch sorgt auch eine moderate Menge an Körperfett für Widerstand. Den meisten wird schnell klar, dass sie, um diese Fettdepots zu beseitigen, eine erhebliche Menge an Gewicht opfern müssten.

Hilft das Intermittierende Fasten hingegen beim Abbau von hartnäckigem Fett?

Hartnäckiges Fett bezieht sich auf Fettdepots, die der Körper sich weigert, loszulassen.

Wie wir bereits gesagt haben, wird intermittierendes Fasten Ihnen helfen, die Schwierigkeiten beim Abnehmen von hartnäckigem Körperfett zu vermeiden.

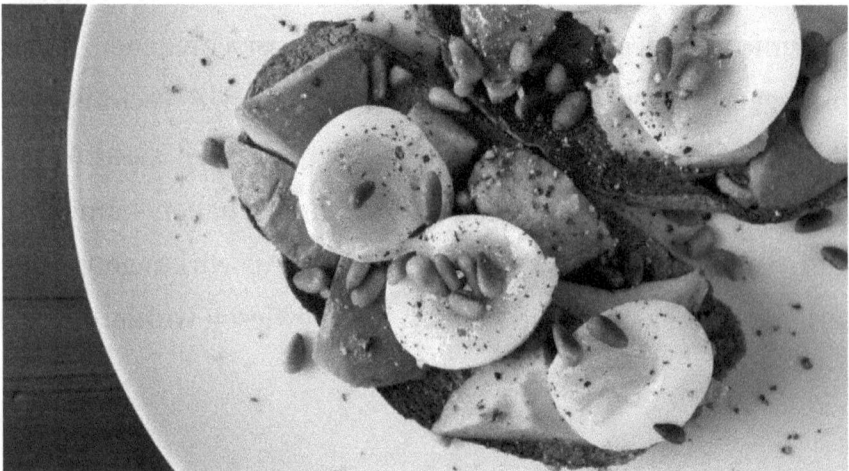

## Was ist die Definition von hartnäckigem Körperfett?

Das Wort "hartnäckiges Körperfett" bezieht sich auf die Körperteile, die das meiste Fett enthalten. Im Allgemeinen sind diese Regionen der untere Bauchbereich und der untere Rücken bei Männern und der Unterkörper bei Frauen. Es ist sehr schwierig, in diesen Regionen Gewicht zu verlieren.

Was ist es also, das diese Stellen so hartnäckig werden lässt? Werfen wir einen Blick darauf, wie Fett mobilisiert wird, um ein besseres Verständnis dafür zu bekommen. Sind Sie vorbereitet? Der Insulinspiegel und der Fettsäuregehalt (im Blut) steigen nach einer Mahlzeit an. Es liegt in gesättigter Form vor, bei der keine Fettverbrennung stattfindet. Der Körper erhält die Energie, die er in den Stunden danach benötigt, durch Oxidation (Verstoffwechselung) von Glukose.

Eine Möglichkeit, dies zu berechnen, ist der Respiratorische Quotient (RQ). Ein Wert von 1,0 deutet auf einen reinen Kohlenhydratstoffwechsel (Speichermodus) hin, während ein Wert von 0,7 auf einen erhöhten Fettsäurestoffwechsel (Fettstoffwechsel) hinweist. Dies impliziert für den RQ die Form des intermittierenden Fastens: Der RQ liegt zwischen 0,95 und 1,0 in 1,5-2 Stunden nach einer Mahlzeit. Nach einer einfachen Übernachtung liegt der Quotient zwischen 0,82 und 0,85, nach einer 16-stündigen Fastenzeit zwischen 0,72 und 0,8.

Sowohl die Insulinkonzentration als auch der RQ sinken, wenn die Zeit nach einer Mahlzeit vergeht und die Nährstoffe des Körpers verbraucht sind. Stattdessen ist ein Trend zur Fettverbrennung (und damit zur Mobilisierung von gespeichertem Fett) eingetreten. Fettsäuren und Insulinspiegel im Blut verursachen diesen Mechanismus. Wenn die Konzentrationen sinken, erkennt der Körper ein Energiedefizit und steigert als Konsequenz die Katecholaminausschüttung (Adrenalin und Noradrenalin).

Katecholamine im Blut haften an Rezeptoren der Fettzellen. Diese Rezeptoren kann man sich symbolisch wie ein "Schloss" vorstellen. Neurotransmitter und Hormone sind die Schlüssel, die in diese Schlösser passen und eine Reaktion hervorrufen. In dieser Situation bewirken (aktivieren) Katecholamine die Fettmobilisierung, indem sie die HSL, kurz für "hormonsensitive Lipase", aktivieren, die dann aus der einzelnen Zelle Fett produziert, das dann verbrannt (verstoffwechselt) werden könnte.

Der Hauptunterschied zwischen natürlichem Fett und hartnäckigen Fettdepots ist wie folgt. Beta-2-Rezeptoren sind im normalen Fettgewebe viel häufiger vorhanden als Alpha-2-Rezeptoren.

Beta-2-Rezeptoren sind als das "Gaspedal" für den Fettabbau bekannt. Währenddessen verhalten sich Alpha-2-Rezeptoren meist wie eine Autobremse Man muss nicht allzu tief in die Physiologie einsteigen, um sich diese beiden Rezeptoren so vorzustellen.

Wie einfach die Fettverbrennung in verschiedenen Körperbereichen ist, wird durch das Zusammenspiel von Alpha-2- und Beta-2-Rezeptoren bestimmt. Wenn das Fett eines Körperbereichs viele Beta-2-Rezeptoren im Vergleich zu Alpha-2-Rezeptoren hat, findet eine "leichte" oder "einfache" Fettverbrennung statt, während chronische Fettpolster mehrere Zahlen von Alpha-2-Rezeptoren im Vergleich zu Beta-2-Rezeptoren haben.

Im Bereich der Hüften und Oberschenkel haben Frauen laut Lyles Buch bis zu 9-mal mehr Alpha-2-Rezeptoren als Beta-2-Rezeptoren.

**Körperfettreduktion**

Wie verbrennt intermittierendes Fasten hartnäckiges Fett effektiver als die meisten Diäten? Die Beta-2-Rezeptoren sollen nun programmiert werden, während die Alpha-2-Rezeptoren deaktiviert werden müssen, um hartnäckige Fettdepots zu verstoffwechseln. Die Prozesse, die das intermittierende Fasten ermöglichen, sind wie folgt.

Der Katecholaminspiegel steigt beim Fasten an.

Fasten verbessert die subkutane Blutversorgung im Bauchbereich, wodurch Katecholamine leichter in diesen Bereich eindringen (und folglich an die Zellrezeptoren des Fettes andocken) können.

Fasten verhindert a2-Rezeptoren durch niedrige Insulinspiegel. Mehr Zeit, die im "Fastenfenster" verbracht wird, sorgt dafür, dass mehr Fett aus den hartnäckigen Bereichen abgesaugt werden kann. Jetzt könnten Sie denken: "Warum mache ich nicht einfach eine kohlenhydratarme Diät, um meinen Insulinspiegel niedrig zu halten?" Allerdings blockieren Triglyceride (Fette) die hormonempfindliche Lipase auf dieselbe Weise wie Insulin.

Der optimale Zustand für die Fettverbrennung wird laut Forschung nach 12-18 Stunden Fasten erreicht. Diese Zeit kann aufgrund des hohen Katecholaminspiegels, der erhöhten subkutanen Durchblutung in den hartnäckigen Fettbereichen und eines niedrigen Insulinspiegels für die notwendige Alpha2-Rezeptorhemmung als "goldene Zeit" für die Rekrutierung von hartnäckigem Fett bezeichnet werden. es

Lassen Sie uns den optimalen Zustand der Fettverbrennung in ein paar Worten näher erläutern: Es wurde die Oxidation von FFA (freie Fettsäuren) - an verschiedenen Stellen sowohl im nüchternen Zustand als auch nach drei aufeinanderfolgenden Fastentagen - untersucht. Die Menge der verbrannten Fettsäuren hat sich im Verhältnis zum Gesamtstoffwechsel des Körperfetts verschoben, während die FFA-Oxidation mit der Länge der Fastenzeit angestiegen ist.

Die Oxidation von subkutanem FFA steigt über kurze Zeiträume dramatisch an. Dies ist auch ein langer Weg, um zu suggerieren, dass Sie das Fett verbrennen und nichts anderes.

Fettdepots werden bei einem latent normalgewichtigen Menschen erst 14-20 Stunden nach einer 600kcal-Mahlzeit mobilisiert. Im wirklichen Leben sollte dieser Zustand in 12-18 Stunden zu erreichen sein.

Nach diesem Zeitfenster (14-20 Stunden) beginnt die Fettverbrennung zu steigen. Umgekehrt ist das nicht die Art von Fett, die wir loswerden wollen. Die Oxidation von intramuskulärem Fett steigt zwischen 10 und 30 Stunden dramatisch an, aber es gibt keinen Anstieg bei subkutanen Fettdepots.

Wird das Fastenfenster so lange ausgedehnt, können die dermalen Depots mit der Energiemenge des Körpers nicht mithalten, so dass ein begrenzter Nutzen und Nachteil entsteht. Eher lange Fastenzyklen sind nicht förderlich für den Abbau von hartnäckigem Körperfett und damit für die Optimierung des Muskelerhalts, was zu einer erhöhten Rate der Gluconeogenese (Eiweißverzuckerung) und der daraus resultierenden Möglichkeit des katabolen Zustands der Muskeln führt.

**Real Life Vs. Wissenschaft**

Investieren Kritisch kann der Leser nun hinterfragen, ob das Loswerden von hartnäckigem Fett einige einzigartige Methoden erfordert. Immerhin haben schon einige Personen den Status "schlank" erreicht, ohne intermittierendes Fasten oder andere Methoden wie die von Lyle McDonald genannten zu nutzen. Geht es nicht nur darum, den Körperfettanteil so weit wie möglich zu senken? Ist es nicht wahrscheinlich, dass Sie das hartnäckige Fett sowieso verlieren?

Kann ein wöchentliches Defizit von 3500 kcal bei einer üblicherweise praktizierten Diät gegenüber einem gleichwertigen Defizit bei einer intermittierenden Fastenkur einen Unterschied im regionalen Fettabbau bewirken (unter der Annahme, dass alle anderen Variablen konstant bleiben)? Die Aussage beschränkt sich auf theoretische Implikationen und praktische Beobachtungen.

## 2.2 Menopause und intermittierendes Fasten

IF ist eine der gängigsten Methoden zum Abnehmen und zur Verbesserung des allgemeinen Wohlbefindens. Sie beinhaltet, den größten Teil des Tages auf Essen zu verzichten und alle Mahlzeiten in einem kurzen Zeitraum zu sich zu nehmen.

Intermittierendes Fasten hat eine lange Liste von Vorteilen, von der Gewichtsreduktion bis zum verbesserten mentalen Fokus, von denen viele wissenschaftlich untermauert sind. Diese Ernährungsmethode ist ideal für bestimmte Frauen, aber was ist mit denen von uns, die in den Wechseljahren oder nach den Wechseljahren sind?

Wenn eine Frau in ihre 40er und 50er Jahre kommt, beginnen ihre Sexualhormone spontan zu sinken, wenn die Eierstöcke aufhören, Progesteron und Östrogen freizusetzen, wodurch die Menstruation ausbleibt. Die Menopause wird als eine Frau beschrieben, die 12 Monate hintereinander keine Periode hat, aber Amenorrhoe ist bei weitem nicht das einzige Symptom der Veränderung.

Hitzewallungen, Angstzustände, vaginale Trockenheit, Hirnnebel, verminderte Libido, Schüttelfrost, Erschöpfung, Stimmungsschwankungen, eine erhöhte Wahrscheinlichkeit von Herzproblemen und nächtliche Schweißausbrüche sind einige der Anzeichen der Menopause, die von Person zu Person unterschiedlich sein können. Bei manchen Menschen macht sich auch ein veränderter Stoffwechsel bemerkbar, der sich normalerweise verlangsamt, wenn der Östrogen- und Progesteronspiegel außer Kontrolle gerät, was zu einer Gewichtszunahme führt.

Frauen können nach der Menopause weniger aufnahmefähig für Insulin werden, so dass sie Schwierigkeiten haben, Zucker und verarbeitete Kohlenhydrate zu konsumieren; eine solche Stoffwechselumstellung wird als Insulinresistenz bezeichnet und geht häufig mit Erschöpfung und Schlafproblemen einher.

Für viele Menschen sind die Wechseljahre ein beängstigender Lebensabschnitt; sie erkennen ihren Körper nicht mehr wieder, und Symptome wie plötzlicher Hirnnebel und Gewichtszunahme können Angst, Verwirrung, Wut, Stress und Depressionen verursachen.

Glücklicherweise können Menschen intermittierendes Fasten nutzen, um ihnen zu helfen, die steile Achterbahn der Menopause zu navigieren. Wenn Sie Erschöpfung, Insulintoleranz oder Gewichtszunahme als Folge der Wechseljahre spüren, sollten Sie es vielleicht einmal ausprobieren.

Es wurde festgestellt, dass Gewichtszunahme durch intermittierendes Fasten unterstützt wird. Fasten verbessert die Insulinkontrolle und sorgt dafür, dass der Körper Zucker und Kohlenhydrate effizienter aufnimmt, was das Risiko von Herzversagen, Diabetes und anderen Stoffwechselkrankheiten senkt. Fasten erhöht nachweislich das Selbstwertgefühl, minimiert Stress und Spannungen und fördert weitere positive psychologische Verbesserungen. In Tierversuchen wurde gezeigt, dass Fasten hilft, die Gehirnzellen vor Traumata zu schützen, Abfallprodukte auszuscheiden, ihre Leistung wiederherzustellen und zu verbessern.

Wenn Sie einen Zeitplan aufgestellt haben, ist intermittierendes Fasten gar nicht so kompliziert. Legen Sie einfach ein Essensfenster fest, das zu Ihnen passt, z. B. mittags bis 20 Uhr, und achten Sie darauf, dass Sie zu dieser Zeit genügend Kalorien zu sich nehmen. Außerhalb dieses Fensters müssen Sie fasten. Allerdings dürfen Sie Wasser und kalorienfreie Getränke wie Tee oder Kaffee trinken. Die Form des 16:8-Fastens, bei der 16 Stunden am Tag gefastet und nur 8 Stunden am Tag gegessen wird, ist eine der einfachsten Formen

des intermittierenden Fastens, die man anwenden kann.
Intermittierendes Fasten ist einfach und anpassungsfähig;
manche Menschen beginnen mit kürzeren Fastenzeiten, wie z.
B. 14:10 (14 Stunden Fasten mit einem 10-stündigen
Konsumfenster), und verlängern die Fastendauer stetig, bis sie
das Ziel von 16:8 erreichen. Sie sollten mit verschiedenen
Fastenroutinen experimentieren und sehen, was für Sie
aufgrund der Einfachheit und Stabilität am besten passt und
wirkt.

Obwohl intermittierendes Fasten für die meisten Menschen ein
wunderbares Werkzeug sind, um die Auswirkungen der
Wechseljahre besser zu lindern, ist es nicht für alle geeignet.
Diejenigen, die eine adrenale Erschöpfung oder eine chronische
Erkrankung haben, entscheiden sich nicht dafür, eine
intermittierende Fastenmethode in ihren Zeitplan
aufzunehmen.

Wer intermittierendes Fasten praktiziert, sollte darauf achten,
wie er sich während des gesamten Fastenzyklus fühlt; wenn Sie
beim Fasten müde, träge oder krank werden, ist es vielleicht
besser, entweder die Fastenzeit zu verkürzen oder den Versuch
des intermittierenden Fastens ganz zu vermeiden. Sie müssen
auch nicht täglich fasten; Sie können einmal in der Woche oder
sogar ein paar Tage in der Woche fasten. Um Risiken zu
vermeiden und sicherzustellen, dass jede Diät oder
Lebensstiländerung für Sie richtig ist, ist es auch eine gute Idee,
zuerst mit einem qualifizierten und lizenzierten Arzt zu

sprechen.

Die Wechseljahre sind für die meisten Menschen eine harte Zeit, aber mit den richtigen Ernährungs- und Verhaltensanpassungen können Sie die Auswirkungen besser kontrollieren und fit, bequem und sicher bleiben, auch wenn die Hormone versuchen, das zu ändern und schließlich das Gebäude zu verlassen.

## 2.3 Intermittierendes Fasten verändert die Gen-, Hormon- und Zellfunktion

Wenn man eine Zeit lang nicht füttert, macht der Körper viele Umstellungen durch.

Um angesammeltes Körperfett besser verfügbar zu machen, leitet der Körper z. B. wichtige zelluläre Reparaturmechanismen ein und passt den Hormonspiegel an.

Hier sind einige der physiologischen Veränderungen, die während des Fastens auftreten:

- **Insulinspiegel:** Der Insulinspiegel im Blut sinkt drastisch, was die Fettverbrennung erleichtert.

- **Menschliches Wachstumshormon:** Der Wachstumshormonspiegel im Blut steigt um das bis zu 5-fache. Erhöhte Mengen dieses Hormons helfen u. a. bei der Gewichtsabnahme und dem Muskelaufbau.

- **Zelluläre Reparatur:** Der Körper leitet wichtige zelluläre Reparaturvorgänge ein, wie z. B. die Entfernung von Abfallstoffen aus den Zellen.

- **Genexpression:** Es gibt positive Variationen in mehreren Genen und Molekülen, die mit dem Überleben und der Krankheitsprävention verbunden sind.

Diese Verbesserungen der Hormone, der Genexpression und der Zellstruktur sind mit vielen der Vorteile des intermittierenden Fastens verbunden.

Der Insulinspiegel sinkt und der Spiegel des menschlichen Wachstumshormons steigt, während Sie fasten. Ihre Zellen aktivieren außerdem wichtige zelluläre Reparaturmechanismen und verändern die Expression von Genen.

## 2.4 Gewichtsverlust und Bauchfettabbau können durch intermittierendes Fasten erreicht werden

Viele Menschen, die mit intermittierendem Fasten experimentieren, tun dies, um ihr Gewicht zu reduzieren.

Im Allgemeinen führt längeres Fasten dazu, dass Sie weniger Mahlzeiten zu sich nehmen.

Möglicherweise benötigen Sie weniger Kalorien, wenn Sie den Mehrverbrauch bei den anderen Mahlzeiten ausgleichen.

Intermittierendes Fasten verbessert oft die Hormonfunktion, was die Gewichtsreduktion unterstützt.

Ein reduzierter Insulinspiegel, ein höherer Wachstumshormonspiegel und ein höherer Noradrenalin Spiegel (Noradrenalin) helfen dem Körper, Fett abzubauen und zur Energiegewinnung zu nutzen.

Das Ergebnis: Kurzzeitfasten steigert den Stoffwechsel um 3,6 bis 14 %, so dass Sie noch mehr Kalorien zu sich nehmen können.

Intermittierendes Fasten funktioniert also auf allen Seiten der Kalorienberechnung. Es erhöht die Stoffwechselrate (verbrauchte Kalorien) und verringert dadurch die Nahrungsmenge, die Sie zu sich nehmen (reduziert Kalorien).

Laut einer 2014 durchgeführten Studie der klinischen Literatur führt intermittierendes Fasten zu einem Gewichtsverlust von 3 bis 8 Prozent über 3 bis 24 Wochen. Das ist eine gewaltige Menge.

Die Teilnehmer haben vier bis 7 Prozent ihres Taillenumfangs verloren, was darauf hindeutet, dass sie viel Bauchfett, das krankmachende Fett in der Bauchhöhle, verloren haben.

Intermittierendes Fasten zeigte weniger Muskelverlust als eine verlängerte Kalorienrestriktion, so ein Übersichtsbericht.

Wenn es gesagt und getan ist, kann intermittierendes Fasten eine sehr effektive Strategie zur Gewichtsabnahme sein.

Intermittierendes Fasten ermöglicht es Ihnen, weniger Kalorien zu verbrauchen und gleichzeitig Ihren Stoffwechsel geringfügig zu erhöhen. Es ist eine mächtige Waffe, um Gewicht und Bauchfett zu verlieren.

## 2.5 Insulinresistenz kann durch intermittierendes Fasten reduziert werden, wodurch das Risiko der Entwicklung von Typ-2-Diabetes gesenkt wird

In den letzten Jahrzehnten hat sich der Typ-2-Diabetes extrem verbreitet.

Erhöhte Blutzuckerwerte im Sinne einer Insulinresistenz sind das auffälligste Merkmal.

Etwas, das die Insulintoleranz senkt und vor Typ-2-Diabetes schützt, kann helfen, den Blutzuckerspiegel zu senken.

Es wurde auch festgestellt, dass intermittierendes Fasten signifikante Vorteile für die Insulintoleranz hat und zu einer signifikanten Senkung des Blutzuckerspiegels führt.

Intermittierendes Fasten hat in Humanstudien gezeigt, dass es den Nüchtern Blutzucker um 3 bis 6 Prozent und das Nüchtern Insulin um 20 bis 31 Prozent senkt.

Intermittierendes Fasten verhinderte bei diabetischen Ratten häufig eine Nierenschädigung, die eine der schwerwiegendsten Folgen von Diabetes ist.

Dies bedeutet, dass intermittierendes Fasten sehr vorteilhaft für Personen mit einem Risiko für Typ-2-Diabetes sein könnte. Dennoch könnte es gewisse geschlechtsspezifische Unterschiede geben. Einem Bericht zufolge verschlechterte sich das Blutzuckermanagement von Frauen während einer 22-tägigen intermittierenden Fastenkur sogar. Zumindest bei Männern reduziert das intermittierende Fasten die Insulinresistenz und hilft bei der Senkung des Blutzuckerspiegels.

## 2.6 Intermittierendes Fasten kann Entzündungen im Körper und oxidativen Stress senken

Oxidativer Stress ist einer der Faktoren, die zur Alterung und zur Entwicklung mehrerer chronischer Krankheiten beitragen. Dabei interagieren reaktive Moleküle wie freie Radikale mit anderen essentiellen Molekülen (wie Proteinen und DNA) und zerstören diese. Intermittierendes Fasten hat in einigen Studien gezeigt, dass es die Toleranz des Körpers gegenüber oxidativem Stress verbessert.

Darüber hinaus weisen Forschungsergebnisse darauf hin, dass intermittierendes Fasten helfen kann, Entzündungen zu bekämpfen, die eine Hauptursache für eine Vielzahl von Krankheiten sind.

Intermittierendes Fasten hat in Studien gezeigt, dass es Entzündungen im Körper und oxidativen Stress verringert. Dies soll helfen, das Altern und das Auftreten einer Vielzahl von Krankheiten zu verhindern.

## 2.7 Intermittierendes Fasten kann gut für das Herz sein

Der Herzinfarkt ist immer noch die weltweit häufigste Todesursache.

Verschiedene Gesundheitsindikatoren (auch als "Risikofaktoren" bezeichnet) wurden mit einem erhöhten oder verminderten Herzinsuffizienzrisiko in Verbindung gebracht.

Es wurde gezeigt, dass intermittierendes Fasten neben anderen Risikofaktoren das Gesamt- und LDL-Cholesterin, den Blutdruck, die Entzündungsrezeptoren, den Blutzuckerspiegel und die Triglyceride im Blut verbessert.

Ein großer Teil davon konzentriert sich jedoch auf die Tierforschung. Bevor irgendwelche Entscheidungen entwickelt werden können, sind weitere Forschungen zu den Auswirkungen auf die Herzgesundheit des Menschen erforderlich.

Intermittierendes Fasten hat in Studien gezeigt, dass es den Cholesterinspiegel, den Blutdruck, die Entzündungsrezeptoren und die Triglyceride verbessert, die alle zu Herzerkrankungen beitragen.

## 2.8 Verschiedene zelluläre Reparaturmechanismen werden durch intermittierendes Fasten ausgelöst

Wenn Sie fasten, starten die Zellen im Körper einen Prozess, der Autophagie genannt wird, ein zellulärer Abfallbeseitigungsprozess.

Gebrochene und beschädigte Proteine, die sich mit der Zeit in den Zellen ansammeln, werden von den Zellen abgebaut und verstoffwechselt.

Eine gesteigerte Autophagie könnte unter anderem vor Krebs und Alzheimer-Krankheit schützen.

Fasten aktiviert das Stoffwechselsystem Autophagie, das Abfallstoffe aus den Zellen beseitigt.

## 2.9 Intermittierendes Fasten wird mit einem geringeren Krebsrisiko in Verbindung gebracht

Krebs ist eine schreckliche Krankheit, die durch unkontrollierbare Zellentwicklung gekennzeichnet ist.

Es wurde festgestellt, dass Fasten eine Reihe von biochemischen Vorteilen hat, einschließlich einer verringerten Inzidenz von Krebs.

Trotz des Fehlens von Studien am Menschen deuten ermutigende Daten aus Tierstudien darauf hin, dass intermittierendes Fasten helfen kann, Krebs zu verhindern.

Fasten minimiert nach einigen Erkenntnissen mehrere Nebenwirkungen der Chemotherapie bei Krebspatienten.

In der Tierforschung hat sich gezeigt, dass intermittierendes Fasten Krebs besser unterdrücken kann. Beim Menschen fand eine Studie heraus, dass es die Nebenwirkungen der Chemotherapie beseitigen würde.

## 2.10 Intermittierendes Fasten ist vorteilhaft für das Gehirn

Was für den Körper gesund ist, ist häufig auch gut für das Gehirn.

Intermittierendes Fasten erhöht die Anzahl der biochemischen Eigenschaften, die mit der Gesundheit des Gehirns verbunden sind.

Reduzierter oxidativer Stress, Entzündungen, Blutzuckerspiegel und Insulintoleranz gehören dazu.

Intermittierendes Fasten hat in Experimenten mit Ratten gezeigt, dass es die Entwicklung neuer Nervenzellen beschleunigt, was die Gehirnaktivität verbessern könnte.

Es steigert oft ein Gehirnhormon, das als BDNF (brain-derived neurotrophic factor) bekannt ist, dessen Mangel mit

Depressionen und anderen neurologischen Problemen in Verbindung gebracht wurde.

Es wurde auch festgestellt, dass intermittierendes Fasten bei Tieren vor Hirnschäden durch Schlaganfälle schützen.

Daher kann intermittierendes Fasten erhebliche gesundheitliche Vorteile für das Gehirn haben. Es hat das Potenzial, die Entwicklung neuer Neuronen zu fördern und gleichzeitig das Gehirn vor Verletzungen zu schützen.

## 2.11 Intermittierendes Fasten kann bei der Vorbeugung der Alzheimer-Krankheit helfen

Die weltweit an der häufigsten auftretenden neurodegenerativen Erkrankung ist die Alzheimer-Krankheit.

Da es keine Behandlung für die Alzheimer-Krankheit gibt, ist es entscheidend, die Entwicklung der Krankheit von vornherein zu verhindern.

Einer Rattenstudie zufolge kann intermittierendes Fasten den Ausbruch der Alzheimer-Krankheit hinauszögern oder deren Intensität minimieren.

Laut einer Reihe von Fallstudien reduzierte eine diätetische Intervention, die regelmäßiges Kurzzeitfasten beinhaltete, die Alzheimer-Symptome bei neun von zehn Patienten erheblich.

Tierversuchen zufolge kann das Fasten auch vor einigen neurodegenerativen Erkrankungen wie Chorea Huntington und Parkinson schützen.

Es sind jedoch weitere Tests am Menschen erforderlich.

## 2.12 Intermittierendes Fasten kann Ihnen helfen, länger zu leben, indem es Ihre Lebensspanne erhöht

Einer der faszinierendsten Aspekte des intermittierenden Fastens ist das Potenzial, die Lebenserwartung zu verlängern. Intermittierendes Fasten erhöht die Langlebigkeit bei Ratten auf die gleiche Weise, wie es eine konstante Kalorienrestriktion tun würde.

Die Ergebnisse einiger dieser Experimente waren sehr dramatisch. Eines davon ergab, dass Ratten, die jeden zweiten Tag fasteten, 83 Prozent länger überlebten als Ratten, die nicht fasteten.

Intermittierendes Fasten ist in der Anti-Aging-Gemeinschaft sehr verbreitet, obwohl es noch nicht am Menschen nachgewiesen wurde.

Mit den Effekten des intermittierenden Fastens für den Stoffwechsel und eine Vielzahl von Gesundheitsindikatoren ist es einfach zu sehen, wie es helfen könnte, ein längeres und glücklicheres Leben zu leben.

# Kapitel 3: Einstieg in das intermittierende Fasten

## 3.1 Was sind die gesündesten Intermittent Fasting-Nahrungsmittel?

Wir nehmen Artikel auf, von denen wir glauben, dass sie für unsere Leser von Nutzen sein könnten. Bitte wenden Sie sich an einen Arzt, bevor Sie eine größere Ernährungsumstellung vornehmen, um sicherzustellen, dass es die richtige Wahl für Sie ist.

Intermittierendes Fasten macht einen ziemlichen Aufruhr in der überbevölkerten Welt der Diäten, obwohl der Begriff "Fasten" ziemlich ominös erscheint. Eine ganze Reihe von Beweisen (wenn auch mit kleinen Stichprobengrößen) zeigt, dass die Diät Menschen helfen kann, Gewicht zu verlieren und ihren Blutzuckerspiegel zu kontrollieren. Vielleicht rührt der Reiz von den fehlenden Diät-Einschränkungen her: Sie können konsumieren, was Sie wollen, aber nicht genau dann, wenn Sie wollen.

Dennoch ist es notwendig, sich zu überlegen, was auf dem Spiel steht. Sollten Sie Ihr Fasten mit Eisbechern und Tüten mit Chips brechen? Sehr wahrscheinlich nicht. Deshalb haben wir eine Sammlung der besten Dinge zusammengestellt, die man während einer IF-Diät essen kann.

**Was sollten Sie essen?**

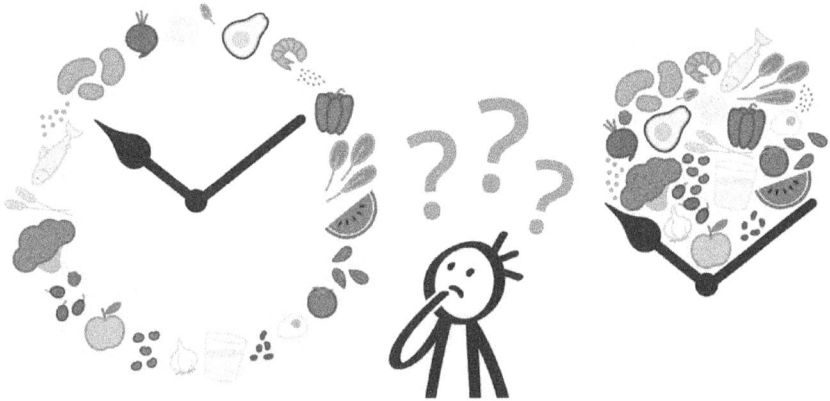

Es gibt keine Vorgaben oder Einschränkungen, welche Art von Lebensmitteln man beim intermittierenden Fasten zu sich nehmen sollte. Allerdings ist es unwahrscheinlich, dass die Vorteile von IF mit konsequenten Big Mac-Mahlzeiten einhergehen.

Eine ausgewogene Ernährung ist das Geheimnis, um Gewicht zu verlieren, das Energieniveau zu halten und die Diät durchzuhalten.

Wer versucht, sein Gewicht zu reduzieren, sollte nährstoffreiche Lebensmittel wie Gemüse, Obst, Nüsse, Vollkornprodukte, Samen, Bohnen, mageres Eiweiß und Milchprodukte essen.

Unsere Richtlinien werden den Lebensmitteln etwas ähnlich sein. Wir würden in der Regel für eine bessere Gesundheit verschreiben - unverarbeitete, ballaststoffreiche, vollwertige Lebensmittel, die Geschmack und Qualität bieten.

Anders ausgedrückt: Wenn Sie viele der unten genannten Lebensmittel zu sich nehmen, werden Sie beim Fasten keinen Hunger bekommen.

- **Wasser**

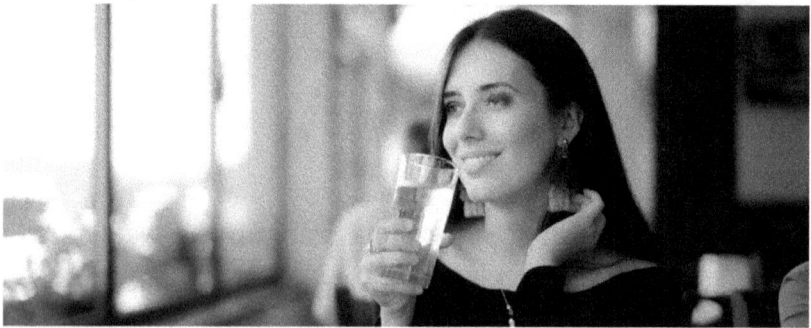

Nun, dies ist also kein Snack, aber es ist entscheidend für das Überleben im IF. Wasser ist wichtig für den Schutz von fast allen Hauptorganen Ihres Körpers. Dies als Teil des Fastens zu meiden, wäre dumm. Ihre Lunge spielt eine entscheidende Rolle, um Sie zu schützen. Die Menge an Wasser, die jeder Einzelne trinken kann, hängt von seinem Geschlecht, seiner Größe, seinem Gewicht, seinem Trainingszustand und seiner Umgebung ab. Die Farbe des Urins ist jedoch ein starker Indikator. Für alle Zeiten sollte er hellgelb sein. Dehydrierung, die zu Kopfschmerzen, Übelkeit und Schwindelgefühlen führen kann, zeigt sich durch dunkelgelben Urin. Wenn Sie dies mit einem Kalorienmangel kombinieren, haben Sie eine Formel für eine Katastrophe oder schlimmstenfalls wirklich dunkles Pipi. Wenn Ihnen reines Wasser nicht zusagt, versuchen Sie es mit einem Spritzer Zitronensaft, einigen Minzblättern oder Gurkenscheiben.

- **Avocado**

Die kalorienreichste Frucht zu essen, wenn man versucht, Gewicht zu verlieren, kann kontraintuitiv erscheinen. Andererseits können Avocados aufgrund ihres hohen Gehalts an ungesättigten Fettsäuren selbst in den strengsten Fastenzeiten satt halten.

Ungesättigte Fette helfen laut Studien, den Körper gesund zu halten, auch wenn Sie keinen Hunger verspüren. Ihr Körper sendet Signale aus, dass er nicht in den Notfall-Hunger-Modus gehen muss, weil er genug Kalorien hat. Und wenn Sie mitten in einer Fastenzeit hungern, halten ungesättigte Fette diese Symptome viel länger aufrecht.

Eine andere Untersuchung hat gezeigt, dass der Verzehr einer halben Avocado zum Mittagessen dazu beiträgt, dass Sie stundenlang länger satt bleiben, als wenn Sie die grüne, breiige Frucht nicht verzehren würden.

- **Meeresfrüchte und Fisch**

Es gibt eine Erklärung, warum die amerikanischen Ernährungsrichtlinien zwei oder drei 4-Unzen-Portionen

Fisch pro Woche empfehlen.

Sie ist nicht nur reich an wertvollen Fetten und Eiweiß, sondern auch an Vitamin D.

Und wenn Sie gerne in kurzen Zeitfenstern füttern, wollen Sie dann nicht auch mehr Nährstoffe für Ihr Geld bekommen?

Die Möglichkeiten, Fisch zuzubereiten, werden Ihnen nie ausgehen, denn es gibt zu viele Optionen.

- **Kreuzblütler-Gemüse**

Das F-Wort - Ballaststoffe - ist in Lebensmitteln wie Rosenkohl, Blumenkohl und Brokkoli reichlich vorhanden.

Es ist wichtig, regelmäßig ballaststoffreiche Lebensmittel zu verzehren, um die Regelmäßigkeit zu erhalten und sicherzustellen, dass der Stuhlgang reibungslos verläuft.

Ballaststoffe helfen Ihnen auch, sich satt zu fühlen, was vorteilhaft ist, wenn Sie für weitere 16 Stunden keine Nahrung zu sich nehmen werden. Kreuzblütler-Gemüse wird Ihnen auch helfen, Krebs zu vermeiden.

- **Kartoffeln**

Weiße Lebensmittel sind nicht nur böse.

Kartoffeln wurden in der Forschung der 1990er Jahre als eines der nährstoffreichsten Lebensmittel eingestuft.

einer zuverlässigen Quelle zeigte eine Studie aus dem Jahr 2012, dass die Verwendung von Kartoffeln in einer ausgewogenen Ernährung die Gewichtsabnahme unterstützen kann. (Sorry, aber Kartoffelchips und Pommes frites zählen nicht.)

- **Hülsenfrüchte und Bohnen**

Bei der IF-Diät könnte Ihr Lieblings-Chili-Belag Ihr bester Freund sein.

Nahrung, insbesondere Kohlenhydrate, liefert Energie für körperliche Betätigung. Wir schlagen nicht vor, dass Sie es mit den Kohlenhydraten übertreiben, also kann es nicht schaden, kalorienarme Kohlenhydrate wie Hülsenfrüchte und Bohnen in Ihre Ernährung aufzunehmen. Dies wird Ihnen helfen, während der Fastenzeit wach zu bleiben.

Außerdem helfen Zutaten wie schwarze Bohnen, Kichererbsen, Linsen und Erbsen nachweislich beim Abnehmen, vor allem, wenn man keine Diät macht.

- **Probiotika**

Was wollen die kleinen Viecher in Ihrem Magen am liebsten essen? Sowohl Konsistenz als auch Abwechslung sind wichtig. Wenn sie hungrig sind, bedeutet das, dass sie sich nicht wohl fühlen. Und wenn sich Ihr Magen nicht wohlfühlt, bemerken Sie vielleicht unangenehme Begleiterscheinungen, wie Verstopfung.

Fügen Sie der Ernährung probiotikareiche Zutaten wie Kefir, Kombucha und Sauerkraut hinzu, um diese Unannehmlichkeiten zu bekämpfen.

- **Beeren**

Diese Smoothie-Klassiker sind vollgepackt mit Vitaminen und Mineralstoffen. Und das ist noch nicht einmal der spannendste Aspekt. Menschen, die viele Flavonoide, wie sie in Erdbeeren und Blaubeeren enthalten sind, aßen, hatten laut einer Studie aus dem Jahr 2016 einen geringeren BMI-Anstieg über 14 Jahre als Personen, die keine Beeren aßen.

- **Eier**

Ein großes Ei hat 6,24 g Eiweiß und braucht nur wenige Minuten für die Zubereitung. Und, besonders wenn Sie weniger essen, ist es entscheidend, so viele Proteine wie möglich zu haben, um satt zu bleiben und Muskeln aufzubauen.

Männer, die ein Eierfrühstück statt eines Brötchens zu sich nahmen, hatten laut einer Studie aus dem Jahr 2010 weniger Hunger und aßen weniger während des Tages.

Um es anders auszudrücken: Wenn Sie nach einer anderen Beschäftigung während des Fastens suchen, warum nicht einen Haufen Eier hart kochen? Und, wenn die Zeit perfekt ist, sollten Sie sie essen.

- **Nüsse**

Nüsse enthalten zwar mehr Kalorien als viele andere Snacks, aber sie haben etwas, was die meisten Snacks nicht haben: gesunde Fette.

Denken Sie nicht einmal an die Kalorien! Laut einem Bericht aus dem Jahr 2012 enthält eine 1-Unzen-Portion Mandeln (etwa 23 Nüsse) 20 % weniger Kalorien als auf dem Etikett angegeben.

Dem Bericht zufolge werden durch das Kauen die Zellwände der Mandeln nicht vollständig aufgebrochen, wodurch ein Teil der Nuss sicher aufbewahrt wird und nicht durch die Verdauung vom Körper aufgenommen werden kann. Infolgedessen macht der Verzehr von Mandeln möglicherweise nicht so viel Unterschied in Ihrer regelmäßigen Kalorienaufnahme, wie Sie denken.

- **Vollkorn**

Diäten und der Konsum von Kohlenhydraten neigen dazu, in zwei verschiedene Kategorien zu fallen. Das ist nicht immer der Fall, wie Sie gerne erfahren werden. Da Vollkornprodukte reich an Ballaststoffen und Nährstoffen sind, würde eine kleine Menge Sie für eine lange Zeit satt halten.

Verlassen Sie also Ihre Komfortzone und versuchen Sie Bulgur, Farro, Dinkel, Amaranth, Kamut, Hirse, Freekeh oder Sorghum.

**Vorsicht**

Müdigkeit, Kopfschmerzen und Reizbarkeit sind Nebenwirkungen der IF. Wenn Sie während des Fastens nicht genug Wasser trinken, können Sie dehydrieren.

---

Laut Rattenstudien kann IF auch zu Unfruchtbarkeit führen. Athleten werden oft feststellen, dass die Taktung ihres Trainings im Energiezyklus dazu führt, dass sie Muskeln abbauen, anstatt sie aufzubauen.

Fasten ist daher theoretisch auf lange Sicht unpraktisch, da es während der Schlemmerstunden zu Heißhungerattacken führen kann, die jegliche Bemühungen zur Gewichtsabnahme untergraben würden.

Wenn Sie die oben genannten Lebensmittel während einer Jo-Jo-Diät konsumieren, können sie nicht die gewünschten nahrhaften Vorteile haben. Wenn der Körper gestresst ist, weil er nicht genügend Kalorien zu sich nimmt, kann er die Lebensmittel, die Sie zu sich nehmen können, nicht optimal verwerten.

Die langfristige Gewichtsreduktion, die stetig und dauerhaft ist, ist möglicherweise besser. Da es derzeit keine Literatur zu IF gibt, bleiben die langfristigen Folgen weitgehend unbekannt.

Bevor Sie mit IF beginnen, sollten Sie mit einem Diätassistenten oder Ernährungsberater sprechen, um sicherzugehen, dass es das Richtige für Sie ist.

IF ist keine Einladung zum Saufgelage; es ist eine Zeit, in der Sie selektiv mit dem umgehen, was Sie essen. Und ob Sie nun fasten oder nicht, die Zutaten in diesem Buch sollten ein großer Teil Ihrer Ernährung sein.

## 3.2 Zu verzehrende und zu vermeidende Lebensmittel während des intermittierenden Fastens

Essen Sie Gemüse und Obst, wenn Sie eine intermittierende Fastenkur machen und verzichten Sie auf zuckerhaltige und verarbeitete Snacks.

Intermittierendes Fasten beinhaltet den Wechsel zwischen Essens- und Fastenzeiten.

Intermittierendes Fasten, so die Befürworter, ist ein gesunder und einfacher Weg, um Gewicht zu reduzieren und die Fitness zu steigern. Sie sagen, dass es einfacher einzuhalten ist als andere Diäten und dass es vielseitiger ist als herkömmliche kalorienbeschränkte Diäten. "Anstatt sich auf eine permanente Diätbeschränkung zu verlassen, ist intermittierendes Fasten eine Möglichkeit, Kalorien zu reduzieren, indem man seinen Konsum an vielen Tagen in der Woche einschränkt und an den restlichen Tagen nur normal konsumiert", sagt Lisa Jones, eine lizenzierte Ernährungsberaterin in Philadelphia.

Es ist wichtig, sich daran zu erinnern, dass intermittierendes Fasten ein Konzept und keine strenge Diät sind.

Laut Anna Kippen, einer lizenzierten Diätassistentin in Cleveland, ist "IF ein Überbegriff für das Ernährungsmuster, das Zyklen von Nicht-Fasten und Fasten über feste Zeiträume beinhaltet. "Intermittierendes Fasten gibt es in einer Vielzahl von Formen."

Die zeitlich begrenzte Fütterung ist eine der häufigeren Methoden. Sie empfiehlt, nur acht Stunden am Tag zu essen und in den nächsten 16 Stunden zu fasten. "Es wird uns helfen, Gewicht zu verlieren, während sich unser Darm und unsere Hormone zwischen den Mahlzeiten während unseres 'Fastens' entspannen können", sagt Kippen.

Die 5:2-Strategie, bei der Sie fünf Tage in der Woche normal und gesund essen, ist eine weitere gängige Lösung. An den restlichen zwei Tagen der Woche essen Sie nur eine Mahlzeit pro Tag, die zwischen 500 und 700 Kalorien betragen kann. "Das hilft dem Körper, sich zu entspannen, während die Anzahl der Kalorien, die wir in der Woche zu uns nehmen, trotzdem steigt", erklärt Kippen.

IF wurde in der Forschung mit Gewichtsreduktion, erhöhtem Cholesterinspiegel, Blutzuckerregulierung und reduzierten Entzündungen in Verbindung gebracht.

Einem veröffentlichten Bericht zufolge hat längeres Fasten ein breites Spektrum an Effekten für mehrere Gesundheitsprobleme, wie Fettleibigkeit, Herz-Kreislauf-Erkrankungen, Diabetes, Tumore und neurologische Störungen.

Laut Ryan Maciel, einem Diätassistenten, "ist es unabhängig von der Art des intermittierenden Fastens entscheidend, dass man sich beim intermittierenden Fasten an die gleichen grundlegenden Ernährungskonzepte hält wie bei anderen gesünderen Ernährungsplänen."

"In der Realität könnten diese (Prinzipien) viel relevanter sein, wenn man für längere Zeit auf Nahrung verzichtet, was bei bestimmten Menschen zu Überernährung beitragen kann", sagt Maciel.

Wenn Sie auf einem intermittierenden Fastenplan sind, sind hier einige Richtlinien zu beachten:

- Essen Sie die meiste Zeit Dinge, die minimal raffiniert sind.
- Achten Sie auf einen abwechslungsreichen Speiseplan mit magerem Eiweiß, Gemüse, Obst, gesunden Kohlenhydraten und guten Fetten.
- Kochen Sie köstliche, schmackhafte Rezepte, die Sie genießen können.
- Essen Sie langsam und achtsam Ihre Mahlzeiten, bis Sie zufrieden sind.

Diäten, die auf intermittierendem Fasten basieren, beinhalten keine komplexen Menüs. Bei Einhaltung gesunder Ernährungsgewohnheiten gibt es jedoch
sind einige Dinge, die verzehrt werden sollten und solche, die vermieden werden sollten.

Bei einer erweiterten Fastenkur können Sie die folgenden drei Lebensmittel verzehren:

- Früchte
- Magere Proteine
- Gemüse

—

**Magere Proteine**

Laut Maciel macht der Verzehr von magerem Eiweiß länger satt als die meisten Diäten und hilft Ihnen, Muskeln zu erhalten oder aufzubauen.

Hier sind fünf Proteinquellen, die sowohl mager als auch gesund sind:

- Einfacher griechischer Joghurt
- Tofu und Tempeh
- Hühnerbrust
- Fisch und Schalentiere
- Bohnen, Linsen und Erbsen

**Früchte**

Intermittierendes Fasten erfordert, wie jeder andere Ernährungsplan, den Verzehr von nährstoffreichen Lebensmitteln. Vitamine, Phytonährstoffe (Pflanzennährstoffe), Ballaststoffe und Mineralien sind häufig in Gemüse und Obst enthalten. Diese Vitamine, Mineralien und Nährstoffe können den Cholesterinspiegel senken, den Blutzucker regulieren und die Darmgesundheit fördern. Ein weiterer Vorteil ist der reduzierte Kaloriengehalt von Obst und Gemüse.

Hier sind zehn nahrhafte Früchte, die Sie beim intermittierenden Fasten essen können:

- Aprikosen
- Äpfel

- Brombeeren
- Blaubeeren
- Pfirsiche
- Kirschen
- Pflaumen
- Birnen
- Wassermelone
- Orangen

**Gemüse**

Gemüse wird Ihnen helfen, Ihren intermittierenden Fastenplan einzuhalten. Eine Ernährung mit viel Blattgemüse senkt nachweislich das Risiko von Herzversagen, Typ-2-Diabetes, kognitiven Beeinträchtigungen, Krebs und anderen Krankheiten.

Hier sind 6 Gemüsesorten, die sich für einen ausgewogenen intermittierenden Ernährungsplan eignen:

- Spinat
- Grünkohl
- Kraut
- Mangold
- Rucola
- Kohlgemüse

**Lebensmittel, von denen man sich fernhalten sollte**

Bestimmte Zutaten können im Rahmen des IF-Protokolls nicht verzehrt werden. Vermeiden Sie Lebensmittel, die reich an

Fett, Salz und Zucker sind und viele Kalorien enthalten. "Sie werden Sie nach dem Fasten nicht sättigen, und sie könnten Sie sogar hungrig machen", warnt Maciel. "Sie haben trotzdem nichts an Nährstoffen."

Vermeiden Sie die folgenden Lebensmittel, wenn Sie sich für einen intermittierenden Diätplan entscheiden:

- Chips für einen Snack
- Mikrowellen-Popcorn

Lebensmittel mit viel zugesetztem Zucker sollten ebenfalls vermieden werden. Laut Maciel wird Zucker in verpackten Lebensmitteln und Getränken der Nährstoffe beraubt und trägt zu süßen, hohlen Kalorien bei, was nicht das ist, was Sie während des intermittierenden Fastens wollen. "Weil Zucker zu schnell verstoffwechselt wird, werden sie Sie hungrig zurücklassen", fügt er hinzu.

## 3.3 Liste von Lebensmitteln für intermittierendes Fasten

Sie wissen nicht, was Sie beim intermittierenden Fasten essen sollen? Die definitive IF-Lebensmittelliste, die wissenschaftlich untermauert ist, kann Ihnen helfen, das Beste aus Ihrem Weg der Gewichtsabnahme herauszuholen.

Es ist schwierig zu wissen, was man während der IF essen soll. Das liegt daran, dass IF eher eine Ernährungsgewohnheit als eine Diät ist. Mit diesem Gedanken im Hinterkopf haben wir eine IF-Lebensmittelliste erstellt, die Sie gesund hält, während Sie Gewicht verlieren.

Das IF-Programm lehrt Sie, wann Sie essen sollen, es sagt Ihnen also nicht, welche Zutaten Sie essen sollen. Das Fehlen einer konsequenten Ernährungsberatung kann das Gefühl vermitteln, dass Sie alles konsumieren können, was Sie wollen. Andere haben dadurch vielleicht Schwierigkeiten, die "richtigen" Lebensmittel und Getränke auszuwählen.

Diese durchkreuzen nicht nur Ihre Pläne zur Gewichtsabnahme, sondern erhöhen auch Ihre Chancen, unter- oder überernährt zu sein.

## 3.4 Wie Sie die am besten geeigneten Lebensmittel auswählen

Es ist wichtiger, sich beim intermittierenden Fasten gesund zu ernähren, als schnell abzunehmen. Daher ist es wichtig, nährstoffreiche Lebensmittel wie Gemüse, mageres Eiweiß, gute Fette und Obst zu wählen.

Die Nahrungsmittelliste für intermittierendes Fasten sollte enthalten:

### Für Eiweiß

Protein hat eine RDA (Recommended Dietary Allowance) von 0,8 g pro kg Körpergewicht. Abhängig von Ihren Fitnesszielen und Ihrem Trainingszustand kann Ihr Bedarf variieren.

---

Eiweiß unterstützt die Gewichtsabnahme, indem es den Kalorienverbrauch senkt, das Sättigungsgefühl erhöht und den Stoffwechsel beschleunigt.

Ein erhöhter Proteinkonsum unterstützt oft das Muskelwachstum, wenn er mit Widerstandstraining gepaart wird. Muskeln verbrennen mehr Kalorien als Fett, so dass mehr Muskeln im Körper Ihren Stoffwechsel verbessern.

Einem aktuellen Bericht zufolge hilft es gesünderen Männern, Bauchfett abzubauen, wenn sie mehr Kraft in den Beinen haben.

Die Intermittent Fasten Lebensmittel-Liste für die Proteine umfassen:

- Meeresfrüchte
- Eier
- Molkereiprodukte, z. B. Joghurt, Käse und Milch
- Bohnen und Hülsenfrüchte
- Saaten und Nüsse
- Ganze Körner
- Soja

**Für Kohlenhydrate**

Kohlenhydrate können 45 - 65 Prozent der täglichen Kalorienmenge ausmachen, wie in den amerikanischen Ernährungsrichtlinien

Kohlenhydrate sind die primäre Energiequelle für den Körper. Eiweiß und Fett sind die beiden anderen. Kohlenhydrate gibt es in verschiedenen Formen. Ber, Stärke und Zucker sind die bekanntesten.

Kohlenhydrate haben einen negativen Ruf, die Gewichtszunahme zu fördern. Auf der anderen Seite sind Kohlenhydrate nicht unbedingt gleich gemacht, und sie sind nicht immer dickmachend.

Die Art und Menge der Kohlenhydrate, die Sie zu sich nehmen, bestimmen, ob Sie zunehmen oder nicht.

Achten Sie darauf, dass Sie eine ballaststoff- und stärkereiche, aber zuckerarme Ernährung zu sich nehmen.

Einem Bericht aus dem Jahr 2015 zufolge hilft der Konsum von 30 g Bier pro Tag, Gewicht zu verlieren, den Blutzuckerspiegel zu erhöhen und den Blutdruck zu senken.

Die Intermittent Fasten Lebensmittel-Liste für die Kohlenhydrate gehören:

- Rote Bete
- Süßkartoffeln
- Hafer
- Quinoa
- Brauner Reis
- Mangos
- Bananen
- Beeren
- Äpfel

- Birnen

- Kidneybohnen

- Möhren

- Avocado

- Rosenkohl

- Brokkoli

- Chia-Samen

- Mandeln

- Kichererbsen

**Für Fette**

Fette sollten gemäß den Ernährungsrichtlinien für Amerikaner 2015 bis 2020 20 bis 35 % der täglichen Kalorienmenge ausmachen. Gesättigte Fette dürfen nicht mehr als 10 % der täglichen Kalorien ausmachen.

Je nach Form des Fettes kann es gut, schlecht oder irgendwo in der Mitte sein.

Transfette zum Beispiel erhöhen den Blutdruck, senken den Spiegel des "guten" Cholesterins und erhöhen den Spiegel des "schlechten" Cholesterins. Gekochte Lebensmittel und Backwaren enthalten sie.

Gesättigte Fette werden mit einem erhöhten Risiko für Herzversagen in Verbindung gebracht. Experten haben dazu allerdings unterschiedliche Ansichten. Es ist ratsam, sie in Maßen zu konsumieren. Gesättigte Fette sind reichlich in Vollmilch, rotem Fleisch, Kokosnussöl und Backwaren enthalten.

Mehrfach ungesättigte und einfach ungesättigte Fette sind Beispiele für gesunde Fette. Diese Fette senken nachweislich das Risiko einer Herzinsuffizienz, reduzieren den Blutdruck und senken den Lipidgehalt im Blut.

Diese Fette sind in Erdnussöl, Olivenöl, Sonnenblumenöl, Rapsöl, Distelöl und Sojaöl reichlich vorhanden.

Die Intermittent Fasten Lebensmittel-Liste für die Fette gehören:

- Nüsse
- Avocados
- Ganze Eier
- Käse
- Chia-Samen
- Dunkle Schokolade
- Vollfett-Joghurt
- Natives Olivenöl extra

**Zur Förderung der Darmgesundheit**

Die Gesundheit des Darms ist mit der körperlichen Gesundheit verbunden, wie immer mehr Beweise zeigen. Die Mikrobiota ist ein Satz von Milliarden von Bakterien, die in Ihrem Magen leben.

Darmhygiene, Stoffwechsel und emotionale Gesundheit werden alle von diesen Mikroben beeinflusst. Sie können auch bei der Behandlung einer Vielzahl von chronischen Krankheiten eine wichtige Rolle spielen.

Daher sollten Sie ein Auge auf die lästigen Käfer im Magen haben, besonders wenn Sie intermittierend fasten.

Die IF-Lebensmittelliste für einen normalen und gesunden Darm umfasst:

- Fermentiertes Gemüse
- Alle Gemüse
- Kombuch
- Tempeh
- Kimchi
- Sauerkraut
- Miso

Um den Darm gesund zu halten, können die oben genannten Lebensmittel auch beim Abnehmen helfen:

- Erhöhung der Ausscheidung von aufgenommenem Fett über den Stuhl.
- Verringerung der Fettaufnahme aus dem Darm.
- Reduzieren der Nahrungsaufnahme.

**Für Hydratation**

Die regulären Kriterien laut den National Academies of Medicines, Engineering, and Science sind:

Für Erwachsene sind 15,5 Tassen (3,7 l) richtig.

Für Damen sind 11,5 Tassen (2,7 l) richtig.

Wasser sowie wasserhaltige Lebensmittel und Getränke gelten als Flüssigkeiten.

Es ist wichtig, während des intermittierenden Fastens für Ihr Wohlbefinden hydriert zu bleiben. Kopfschmerzen, starke Müdigkeit und Hirnnebel sind alles Symptome von Dehydrierung. Wenn Sie immer noch unter diesen unerwünschten Auswirkungen des Fastens leiden, werden sie durch Dehydrierung schlimmer oder sogar tödlich.

Die IF-Lebensmittelliste für die Flüssigkeitszufuhr umfasst:

- Sprudelwasser
- Wasser
- Wassermelone
- Erdbeeren
- Tee oder schwarzer Kaffee
- Pfirsiche
- Cantaloupe
- Magermilch
- Einfacher Joghurt
- Orangen
- Gurke
- Kopfsalat
- Tomaten
- Staudensellerie

Viel Wasser zu trinken kann auch bei der Gewichtsabnahme helfen. Eine Studie aus dem Jahr 2016 zeigt, dass die richtige Flüssigkeitszufuhr Ihnen helfen kann, Gewicht zu verlieren:

- Erhöhung der Fettverbrennung.
- Verringern der Nahrungsaufnahme oder des Appetits.

## Zu vermeidende Lebensmittel aus der IF-Lebensmittelliste

- Transfette
- Verarbeitete Lebensmittel
- Schokoriegel
- Zuckergesüßte Getränke
- Alkoholische Getränke
- Verarbeitetes Fleisch

## Dinge, die bei der Verwendung von Intermittierendem Fasten für bestimmte Diäten zu tun sind

Manche Menschen behaupten, dass die Kombination von intermittierendem Fasten mit anderen Diäten, wie z. B. der ketogenen Diät oder einer vegetarischen Ernährung, ihnen helfen kann, schnelles Gewicht zu verlieren. Ob dies so ist oder nicht, steht jedoch auch zur Debatte.

Wenn Sie die Kombination von IF und der Keto-Diät in Betracht ziehen wollen? Betrachten Sie die folgenden Lebensmittel in Ihrer fettreichen, kohlenhydratarmen intermittierenden Fasten-Mahlzeitenliste:

## Für Fette (75 Prozent der täglichen Kalorien)

- Nüsse
- Avocados
- Ganze Eier
- Käse
- Chia-Samen
- Dunkle Schokolade
- Vollfett-Joghurt
- Natives Olivenöl extra

## Für Eiweiß (20 Prozent der täglichen Kalorien)

- Meeresfrüchte
- Eier
- Molkereiprodukte, z. B. Joghurt, Käse und Milch
- Bohnen und Hülsenfrüchte
- Saaten und Nüsse
- Ganze Körner
- Soja

## Für Kohlenhydrate (5 Prozent der täglichen Kalorien)

- Rote Bete
- Süßkartoffeln
- Hafer
- Brauner Reis
- Quinoa

**Die Lebensmittelliste für die vegetarische IF-Diät kann Folgendes enthalten:**

**Für Eiweiß**

- Saaten und Nüsse
- Ganze Körner
- Molkereiprodukte, z. B. Joghurt, Käse und Milch
- Soja
- Bohnen und Hülsenfrüchte

**Für Kohlenhydrate**

- Rote Bete
- Süßkartoffeln
- Quinoa
- Brauner Reis
- Hafer
- Mangos
- Bananen
- Äpfel
- Kidneybohnen
- Beeren
- Birnen
- Möhren
- Brokkoli
- Avocado
- Mandeln
- Rosenkohl

- Kichererbsen
- Chia-Samen

**Für Fette**
- Nüsse
- Avocados
- Dunkle Schokolade
- Käse

## 3.5 Intermittierendes Fasten Hacks, die sowohl einfach als auch effektiv sind

Es gab noch nie ein so konsequentes Essverhalten wie in den letzten Jahren, von dem so viele Menschen profitiert haben.

Es hat eine Menge Aufregung.

Seine Vorteile für unser Wohlbefinden sind unbestreitbar.

Es wird häufig verwendet, um Menschen beim Abnehmen zu helfen. Die Erklärung dafür ist einfach: Sie lassen eine Mahlzeit am Tag aus, die in der Regel das Frühstück ist.

Dies führt zu einer Reduktion von 600-800 Kalorien. Es kann ein wichtiger Weg sein, um Gewicht zu verlieren, wenn es mit einem größeren Maß an Bewegung und Aktivitäten kombiniert wird.

Der Vorteil ist, dass es sich nicht um eine typische Diät handelt, bei der Sie weniger konsumieren würden, um Gewicht zu reduzieren.

Sie konzentrieren sich darauf, eine bestimmte Zeit lang nichts zu konsumieren und stattdessen Wasser zu trinken.

Dies würde den Fettverbrennungsprozess in Ihrem Körper beschleunigen. Ihr Körper erhält die Nachricht: Es gibt keine Nahrung, also muss ich mich auf meine Fettreserven für Energie verlassen.

Außerdem ist es schwieriger, in einem kleinen Zeitrahmen mehr Kalorien zu verbrauchen, als Sie verbrennen, als wenn Sie den ganzen Tag essen.

Ein niedrigerer Blutzuckerspiegel, ein niedrigerer Blutdruck, eine geringere Entzündung, eine bessere Insulinantwort und Autophagie sind weitere Vorteile.

Autophagie ist in der Tat ein evolutionärer Zell-Erholungsprozess, den der Körper nach 10 - 12 Stunden Fasten einleitet und der bis zu 16 Stunden andauern kann.

Diesen Einfluss haben Wissenschaftler kürzlich entdeckt. Sie glauben, dass dies einer der wichtigsten Vorteile des intermittierenden Fastens ist, der Ihre Lebenserwartung deutlich erhöht, wenn er mit einem gesünderen Lebensstil gepaart wird.

Warum ist Fasten hilfreich für Ihre Gesundheit?

Unsere steinzeitlichen Vorfahren hatten nicht den gleichen Zugang zu Kalorien, wie wir ihn heute haben.

Sie waren nicht in der Lage, im Laden Lebensmittel einzukaufen. Sie konnten nicht zu einem McDonald's Drive-In gehen und Burger zu XXL-Cola kaufen und in etwa zwei Minuten etwas Essbares haben. Es gab Momente, in denen es tagelang genug zu essen gab.

Sie gingen auf die Jagd, töteten ein Tier und versorgten den Rest ihres Stammes. Die Jagd war gelegentlich fruchtbar, wenn auch nicht immer.

In der Niederlage musste die menschliche Natur einen Weg finden, um den Körper mit Energie zu versorgen.

Infolgedessen sammelte er Fettdepots als Puffer für Zeiten des Hungers an.

Sie wurden geschaffen, um den Körper mit Nahrung zu versorgen, wenn keine Nahrung zugänglich war.

Ein bisschen pummelig zu sein, war für die Existenz unserer Spezies unerlässlich. Die menschliche Rasse hätte nicht überleben können, wenn die Steinzeitmenschen so muskulös und stark wie athletische Bodybuilder geworden wären. Es hätte keine Fettdepots gegeben, auf die man in Zeiten der Dürre hätte zurückgreifen können.

Was ist Ihre Motivation zum Fasten?

Wir möchten gleich anmerken, dass es schwierig sein kann, diese Gewohnheit zu entwickeln.

Viele Menschen wollen es versuchen, aber sie haben Schwierigkeiten, einen neuen Zeitplan zu etablieren. Wenn Sie die Belohnungen des intermittierenden Fastens ernten möchten, können Sie sich auszeichnen und finden es eine sehr einfache Aufgabe.

Sie sollten sich jedoch über das WARUM im Klaren sein.

- Was motiviert Sie, es zu tun?
- Wenn Sie abnehmen wollen?
- Möchten Sie mehr Energie haben und weniger müde in den Tag starten?
- Was treibt Sie an, das zu tun, was Sie tun?

Es ist besser, sie aufzuschreiben und an einem Ort anzubringen, an dem Sie sie häufig benutzen werden, z. B. an Ihrem Arbeitsplatz.

Die Umstellung Ihrer Essgewohnheiten kann schwierig sein, vor allem, wenn Sie an einen unersättlichen Appetit gewöhnt sind. Es ist jedoch wahrscheinlich, und einmal eingeführt, können Sie einen Unterschied feststellen.

Das 16:8-Fasten, bei dem 16 Stunden lang nichts gegessen wird und ein 8-stündiges Fütterungsfenster vorgesehen ist, ist am weitesten verbreitet. Wir haben ein paar Tricks entdeckt, die Ihnen helfen können, das 16-Stunden-Fasten mit minimalem Energieverlust und Hunger zu überstehen.

Der menschliche Körper ist ein Überlebensmechanismus, der tagelang ohne Nahrung auskommen kann, bis er an Magersucht leidet.

Intermittierendes Fasten kann auf unterschiedliche Weise gestaltet werden:

Sie könnten mittags zu Mittag und abends um 20 Uhr essen. Dies ist die an der häufigsten verwendeten Ausgabe.

Andere Menschen tun es von 7 Uhr morgens bis 15 Uhr nachmittags; sie konsumieren erst etwas, wenn sie ins Bett gehen.

Die erste Wahl ist vorzuziehen. Es liegt ganz bei Ihnen.

Die nächsten fünf Hacks orientieren sich an der Variante, dass Sie am Nachmittag mit dem Essen beginnen. Beginnen Sie langsam.

Sie müssen nicht gleich mit dem Gesicht draufhauen. Es gibt keinen Grund zur Eile.

IF ist nicht so einfach, wie es scheinen mag, und nichts Nützliches kommt einfach.

Es braucht Zeit, sich daran zu gewöhnen, ähnlich wie bei jeder anderen Gewohnheit. Lassen Sie dem Körper mindestens 20 - 30 Tage Zeit, sich auf die neue Fütterungsperiode einzustellen. Wenn Sie eine disziplinierte Person sind, die eine neue Aufgabe sucht, könnte es eine gute Idee sein, sofort mit dem 16:8-Fasten zu beginnen. Für die große Mehrheit der Menschen ist es jedoch besser, langsam zu beginnen.

Ein 12-Stunden-Fasten sollte zuerst in Betracht gezogen werden, besonders wenn Sie es gewohnt sind, vom Aufwachen bis zum Einschlafen zu essen. Am Anfang ist die Wahrscheinlichkeit groß, dass Sie Heißhungerattacken verspüren und in Ihre alten Gewohnheiten zurückfallen.

Erhöhen Sie langsam aber stetig Ihre Fastenzeit, eine Stunde nach der anderen, bis Sie 16 Stunden erreichen.

Wenn Sie 16 Stunden ohne Essen ausgekommen sind, gönnen Sie sich eine Ihrer köstlichsten Mahlzeiten. Bleiben Sie dann mindestens 3 - 4 Wochen dabei, weil es schwieriger wäre, in alte Gewohnheiten zurückzufallen.

Innerhalb weniger Tage werden Sie Veränderungen im Aussehen, in der Wahrnehmung von Ängsten, Ruhe, weniger Heißhunger und ein paar verlorene Pfunde auf der Waage feststellen.

- **Eine Tasse schwarzer Kaffee**

Kaffee hat das Potenzial, ein mächtiges Werkzeug zu sein. Er hat keine Kalorien und wird Sie auf Ihrer IF-Reise unterstützen, wenn er ohne Milch oder Zucker getrunken wird. Wissenschaftler haben herausgefunden, dass das Trinken von hochwertigem Kaffee schwarz und ohne jegliche Chemikalien fettverbrennende Effekte hat. Koffein macht das Gehirn darauf aufmerksam, dass es vollständig ist. Zu diesem Zweck wird es oft bei Diäten zur Gewichtsreduktion verschrieben.

Wenn Sie Ihr intermittierendes Fasten unterstützen möchten, trinken Sie 2 bis 3 Tassen Kaffee. Die erste am Morgen, gefolgt von der zweiten und dritten am Vormittag. Tee kann ersetzt werden, wenn Sie ihn nicht ohne Milch trinken können. Er hat eine ähnliche Wirkung wie Kaffee, aber ohne Kalorien.

- **Stellen Sie sicher, dass Sie reichlich Wasser zu sich nehmen**

Dies ist eine der effektivsten Methoden, um beim Fasten in der Spur zu bleiben.

Wenn Sie vor der ersten Mahlzeit des Tages viele Tassen Wasser trinken, sammelt sich das Gewicht an Ihren Magenwänden an, was auf eine Sättigung hinweist.

Und wenn Sie nicht intermittierendes Fasten tun, können Sie ein großes Glas Wasser als erstes am Morgen trinken. Da Sie 8 Stunden lang nichts zu sich nehmen und das meiste ausschwitzen, besteht der Körper zu 70 % aus Wasser und braucht Hydratation.

- **Lebensmittel mit hohem Proteingehalt**

Lebensmittel mit einem hohen Kohlenhydratanteil machen Sie schnell wieder hungrig.

Da der Insulinspike schneller abfallen kann, wenn weniger Proteine in einer Mahlzeit enthalten sind, kommt es eher zu Heißhungerattacken.

Proteine sind für die Sättigung des Körpers, den Aufbau der Muskulatur und die Aufrechterhaltung eines gesunden Immunsystems verantwortlich.

Versuchen Sie bei einer 16-stündigen Fastenkur, kohlenhydratreiche und zuckerhaltige Lebensmittel so weit wie möglich zu meiden. Nehmen Sie stattdessen viele proteinreiche Mahlzeiten zu sich, die Sie weniger hungrig fühlen lassen und Ihnen mehr Ausdauer bieten.

- **Olivenöl**

Sie sollten seine Bedeutung nie vernachlässigen und die richtigen Fette in Ihrer Ernährung haben, wenn Sie abnehmen wollen.

Sie spielen eine wichtige Rolle bei der Hormonproduktion und dem allgemeinen Wohlbefinden.

Menschen, die nicht viele nahrhafte, fettreiche Lebensmittel wie Lein- und Olivenöl, Meeresfrüchte, Nüsse usw. zu sich nehmen, haben eher Hormonprobleme und ein größeres Risiko, eine Vielzahl von Krankheiten zu entwickeln.

Olivenöl ist bekannt dafür, dass es eine Vielzahl von gesundheitlichen Vorteilen hat, einschließlich der Senkung des Blutzuckerspiegels.

Sie können am Morgen weniger hungrig sein, wenn Sie 20 - 30 ml davon konsumieren. Sie können es über Ihre Mahlzeiten, Salate träufeln oder es sogar mit einem Löffel verzehren.

Fasten ist in den letzten Jahren sehr verbreitet, und seine gesundheitlichen Vorteile werden weit unterschätzt.

Es ist eine Ironie, dass der menschliche Körper die meiste Zeit seines Lebens daran gewöhnt war, ständig zu fasten.

Die neue Lebensmittelbranche versucht, uns etwas anderes zu erzählen, um den Umsatz des Einzelhandels zu steigern.

Riesige Lebensmittelkonzerne wie Nestle wollen, dass wir jeden Tag so viel wie möglich und so lange wie möglich konsumieren.

Das Frühstück ist die wichtigste Mahlzeit des Tages, und ähnliche Phrasen werden verwendet, um uns davon zu überzeugen, dass die Nahrungsaufnahme nach dem Aufstehen unerlässlich ist

Wir sind nicht hier, um das Frühstück oder eine andere Mahlzeit zu beurteilen, und wir sind uns bewusst, dass die Forschung bewiesen hat, dass ein ausgewogenes und nahrhaftes Frühstück Ihnen hilft, den Tag richtig zu beginnen.

Aber das ist nicht jeden Tag der Fall.

Es gibt Gelegenheiten, bei denen ein Fasten unerlässlich ist.

Beachten Sie, dass sich BREAK-Fast auf den Akt des Fastenbrechens bezieht.

Unsere steinzeitlichen Vorfahren haben nicht gefrühstückt und schienen sehr gut zu überleben. Seitdem sind auch unsere Verdauungsprozesse unverändert geblieben. Wir haben uns nur zu einer Umgebung entwickelt, in der Nahrung 24 Stunden am Tag, sieben Tage die Woche zugänglich ist. Unabhängig davon, ob Sie ein paar Pfunde loswerden wollen oder bereit sind, die Aufgabe einer veränderten Routine anzunehmen, sollten Sie das Fasten mit den Tipps in diesem Buch ausprobieren.

# Kapitel 4: Die drei Programme für intermittierendes Fasten

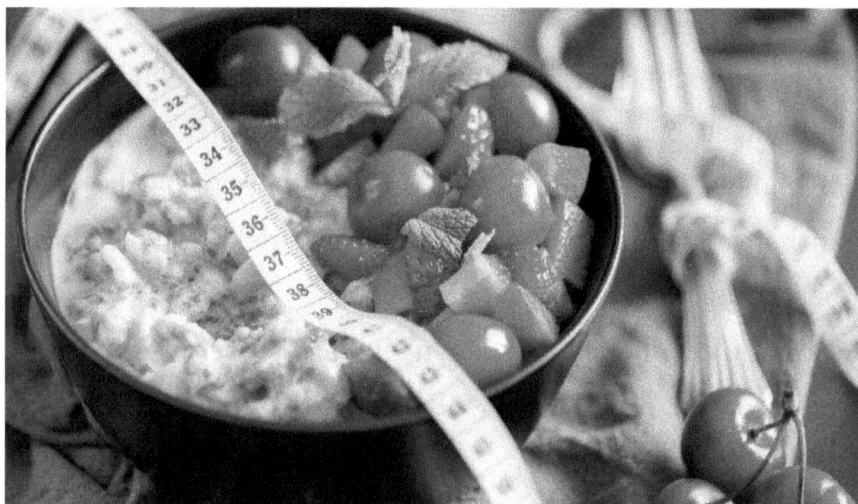

Intermittierendes Fasten ist in den letzten Jahren eine verbreitete Gesundheitsbewegung gewesen. Es soll Menschen helfen, Gewicht zu verlieren, ihre metabolische Fitness zu steigern und vielleicht sogar länger zu leben.

Dieser Ernährungstrend kann auf verschiedene Weise angegangen werden.

Jede Strategie hat das Potenzial, erfolgreich zu sein, aber welche davon für Sie besser funktioniert, ist eine persönliche Entscheidung.

Intermittierendes Fasten kann in sechs verschiedenen Formen durchgeführt werden.

## 4.1 Die 16/8-Methode

### THE 16/8 METHOD

| | DAY 1 | DAY 2 | DAY 3 | DAY 4 | DAY 5 | DAY 6 | DAY 7 |
|---|---|---|---|---|---|---|---|
| Midnight | | | | | | | |
| 4 AM | FAST | FAST | FAST | FAST | FAST | FAST | FAST |
| 8 AM | | | | | | | |
| 12 PM | First meal | First meal | First meal | First meal | First meal | First meal | First meal |
| 4 PM | Last meal by 8pm | Last meal by 8pm | Last meal by 8pm | Last meal by 8pm | Last meal by 8pm | Last meal by 8pm | Last meal by 8pm |
| 8 PM | | | | | | | |
| | FAST | FAST | FAST | FAST | FAST | FAST | FAST |
| Midnight | | | | | | | |

Das 16/8-Verfahren beinhaltet, dass Sie 14 bis 16 Stunden am Tag fasten und Ihr Ernährungsfenster auf 8 bis 10 Stunden beschränken.

Sie können zwei, drei oder sogar vier Mahlzeiten während der Fütterungszeit zu sich nehmen.

Fitness-Guru Martin Berkhan popularisierte diese Form, die auch als das Lean Gains Protocol bekannt ist.

Es ist so einfach, wie nach dem Abendessen nichts zu konsumieren und das Frühstück auszulassen, um diesem Fastenprozess zu folgen.

Wenn Sie Ihre letzte Mahlzeit um 20:00 Uhr einnehmen und am nächsten Tag nicht vor dem Mittag wieder etwas essen, haben Sie 16 Stunden gefastet.

Frauen wird in der Regel empfohlen, nur 14 bis 15 Stunden zu fasten, da sie dazu neigen, mit kürzeren Fastenzeiten gute Leistungen zu erbringen.

Für Menschen, die morgens hungrig sind und gerne frühstücken, kann diese Herangehensweise anfangs schwer zu gewöhnen sein. Viele Frühstücks-Skipper hingegen ernähren sich instinktiv auf diese Weise.

Sie können während des Fastens Kaffee, Wasser und andere kalorienarme Getränke trinken, wodurch Sie sich weniger hungrig fühlen.

Es ist wichtig, sich auf den Verzehr von nahrhaften Lebensmitteln über Ihr Essensfenster hinweg zu konzentrieren. Wenn Sie viel Fast Food essen oder eine ungesunde Anzahl von Kalorien zu sich nehmen, wird dieser Ansatz nicht erfolgreich sein.

**Zusammenfassung des 16/8-Ansatzes:**

Männer fasten 16 Stunden und Frauen 14-15 Stunden pro Tag. Sie beschränken Ihre Nahrungsaufnahme auf eine acht- bis zehnstündige Spanne pro Tag, in der Sie zwei Mahlzeiten zu sich nehmen.

Es werden drei oder mehr Mahlzeiten empfohlen.

## 4.2 Die 5:2-Diät

### THE 5:2 DIET

| DAY 1 | DAY 2 | DAY 3 | DAY 4 | DAY 5 | DAY 6 | DAY 7 |
|---|---|---|---|---|---|---|
| Eats normally | Women: 500 calories Men: 600 calories | Eats normally | Eats normally | Women: 500 calories Men: 600 calories | Eats normally | Eats normally |

Bei der 5:2-Diät wird an fünf Tagen in der Woche regelmäßig gegessen und an den anderen beiden Tagen die Kalorienzufuhr auf 500 bis 600 Kalorien begrenzt.

Michael Mosley, ein britischer Reporter, machte diese Diät, die auch als Quick-Diät bekannt ist, populär.

An Fastentagen sollten Frauen 500 Kal. und Männer 600 Kal. zu sich nehmen.

Sie können z. B. regelmäßig jeden Tag außer donnerstags und montags essen. Sie nehmen an diesen beiden Tagen zwei kleine Mahlzeiten mit je 250 cal für Frauen und 300 cal für Männer zu sich.

Es gibt keine Studien, die die 5:2-Diät selbst bewerten, wie Gegner zu Recht betonen, aber es gibt jede Menge Studien über die Vorteile des intermittierenden Fastens.

**Zusammenfassung des 5:2-Diät-Ansatzes:**

Die Diät besteht darin, an zwei Tagen in der Woche 500 bis 600 Kalorien zu sich zu nehmen

Die restlichen fünf Tage sind in der Regel frei.

# 4.3 Eat Stop Eat

**EAT-STOP-EAT**

| DAY 1 | DAY 2 | DAY 3 | DAY 4 | DAY 5 | DAY 6 | DAY 7 |
|---|---|---|---|---|---|---|
| Eats normally | 24-hour fast | Eats normally | Eats normally | 24-hour fast | Eats normally | Eats normally |

Vielleicht ein- oder zweimal pro Woche erfordert Eat Stop Eat ein 24-Stunden-Fasten.

Der Fitness-Spezialist Brad Pilon hat diese Form populär gemacht, die seit ein paar Jahren sehr verbreitet ist.

Dies führt zu einem perfekten 24-Stunden-Fasten, wenn Sie vom Abendessen eines Tages bis zum Abendessen des nächsten Tages fasten.

Sie haben ein perfektes 24-Stunden-Fasten durchgeführt, wenn Sie am Montag um 19:00 Uhr mit dem Abendessen aufhören und erst am Dienstag um 19:00 Uhr wieder Nahrung zu sich nehmen. Das Ergebnis ist das gleiche, wenn Sie von Mittag bis Mittag oder von Frühstück bis Frühstück fasten.

Während des Fastens werden Flüssigkeiten wie Kaffee, Wasser und andere kalorienarme Getränke vertragen, feste Nahrung jedoch nicht.

Sie müssen sich während der Fütterungszyklen normal ernähren, während Sie versuchen, Gewicht zu verlieren. Mit anderen Worten: Sie können so viel zu sich nehmen, wie Sie es tun würden, wenn Sie gar nicht fasten würden.

Ein komplettes 24-Stunden-Fasten kann für bestimmte Personen eine Herausforderung sein, was ein möglicher Nachteil dieses Ansatzes ist. Sie müssen jedoch nicht gleich aufs Ganze gehen. Es ist perfekt, mit 14 bis 16 Stunden zu beginnen und sich hochzuarbeiten.

**Zusammenfassung des "Eat Stop Eat"-Ansatzes:**
Ein IF-Programm mit 1 oder 2 24-Stunden-Fasten pro Woche.

## 4.4 Wechseltägliches Fasten

| | | | ALTERNATE-DAY FASTING | | | |
|---|---|---|---|---|---|---|
| DAY 1 | DAY 2 | DAY 3 | DAY 4 | DAY 5 | DAY 6 | DAY 7 |
| Eats normally | 24-hour fast OR Eat only a few hundred calories | Eats normally | 24-hour fast OR Eat only a few hundred calories | Eats normally | 24-hour fast OR Eat only a few hundred calories | Eats normally |

Sie fasten jeden einzelnen Tag, da Sie das alternierende Tagesfasten praktizieren.

Dieser Ansatz ist in einer Vielzahl von Formen zur Verfügung. Während der Fastentage, machen einige von ihnen etwa 500 Kalorien.

Diese Technik wurde in mehreren der Reagenzglasversuche verwendet, die die gesundheitlichen Effekte des intermittierenden Fastens zeigten.

Ein komplettes Fasten an jedem anderen Tag kann übertrieben erscheinen, daher wird es für Anfänger nicht empfohlen.

Dieser Ansatz kann dazu führen, dass Sie mehrmals pro Woche hungrig ins Bett gehen, was unangenehm ist und auf lange Sicht wahrscheinlich nicht nachhaltig sein wird.

## Zusammenfassung des Alternate-Day-Fasting-Ansatzes:

Es bringt Sie dazu, jeden Tag zu fasten, indem Sie entweder nichts zu sich nehmen oder nur ein paar hundert Kalorien pro Tag essen.

## 4.5 Die Warrior-Diät

**THE WARRIOR DIET**

| | DAY 1 | DAY 2 | DAY 3 | DAY 4 | DAY 5 | DAY 6 | DAY 7 |
|---|---|---|---|---|---|---|---|
| Midnight | | | | | | | |
| 4 AM | Eating only small amounts of vegetables and fruits | Eating only small amounts of vegetables and fruits | Eating only small amounts of vegetables and fruits | Eating only small amounts of vegetables and fruits | Eating only small amounts of vegetables and fruits | Eating only small amounts of vegetables and fruits | Eating only small amounts of vegetables and fruits |
| 8 AM | | | | | | | |
| 12 PM | | | | | | | |
| 4 PM | Large meal | Large meal | Large meal | Large meal | Large meal | Large meal | Large meal |
| 8 PM | | | | | | | |
| Midnight | | | | | | | |

Ori Hofmekler hat die Warrior Diet populär gemacht.

Bei dieser Diät verzehren Sie nur Gemüse und Obst zum Mittag- und Abendessen.

Alles, was Sie tun müssen, ist den ganzen Tag zu fasten und innerhalb einer vierstündigen Fütterungszeit zu essen.

Die Warrior-Diät war eine der ersten IF-Diäten, die erfolgreich war.

Dieser Lebensstil hat viele der gleichen Prinzipien wie die Paleo-Diät - hauptsächlich ganze, unverarbeitete Zutaten.

**Zusammenfassung des Warrior-Diät-Ansatzes:**

Die Warrior-Diät empfiehlt den Verzehr von wenigen kleinen Portionen Obst und Gemüse am Tag und dann eine große Mahlzeit am Abend.

# 4.6 Spontanes Überspringen von Mahlzeiten

## SPONTANEOUS MEAL SKIPPING

| DAY 1 | DAY 2 | DAY 3 | DAY 4 | DAY 5 | DAY 6 | DAY 7 |
|-------|-------|-------|-------|-------|-------|-------|
| Breakfast | Skipped Meal | Breakfast | Breakfast | Breakfast | Breakfast | Breakfast |
| Lunch | Lunch | Lunch | Lunch | Lunch | Lunch | Lunch |
| Dinner | Dinner | Dinner | Dinner | Skipped Meal | Dinner | Dinner |

Sie müssen kein formelles intermittierendes Fastenprogramm durchführen, um in den Genuss der Vorteile zu kommen. Auch kann man sich entscheiden, einen oder zwei Tage ohne Essen zu gehen, z. B. wenn man beschäftigt ist und sich nicht ernähren möchte.

Die Idee, dass man alle paar Stunden essen sollte, um nicht in den Hungermodus zu geraten oder Muskeln zu verlieren, hat nicht viel Gültigkeit. man kann lange Strecken ohne Essen gehen, ohne dem Körper eine schwere Zeit zu bereiten

Wenn Sie an dem Tag nicht sehr hungrig sind, frühstücken Sie gut, aber essen Sie ein leichtes Mittag- und Abendessen. Wenn Sie unterwegs sind und nichts zu essen dabeihaben, nehmen Sie eine kleine oder keine Mahlzeit zu sich.

Dies ist im Wesentlichen ein intermittierendes Fasten, egal ob Sie nur eine oder zwei Mahlzeiten auslassen.

Achten Sie darauf, dass Sie bei anderen Gelegenheiten am Tag nahrhafte Lebensmittel zu sich nehmen.

## Zusammenfassung der Spontan-Mahlzeit-Skipping-Methode:

Eine Alternative zum traditionellen intermittierenden Fasten ist es, eine oder zwei Mahlzeiten auszulassen, wenn Sie nicht hungrig sind oder keine Gelegenheit dazu haben.

**Bitte beachten**

Obwohl intermittierendes Fasten ein effektives Mittel zur Gewichtsabnahme sein kann, glauben einige Leute, dass es für Frauen nicht effektiv ist. Personen, die Essstörungen haben oder dafür prädisponiert sind, sollten sie vermeiden.

Wenn Sie es versuchen wollen, wählen Sie Ihre Ernährung sorgfältig aus. Sie können es sich nicht leisten, während der Zeit, in der Sie konsumieren, ungesunde Lebensmittel zu konsumieren, und erwarten, dass Sie gesunde Ergebnisse erhalten.

# Kapitel 5: Wie man ein geeignetes Fastenprogramm entwickelt

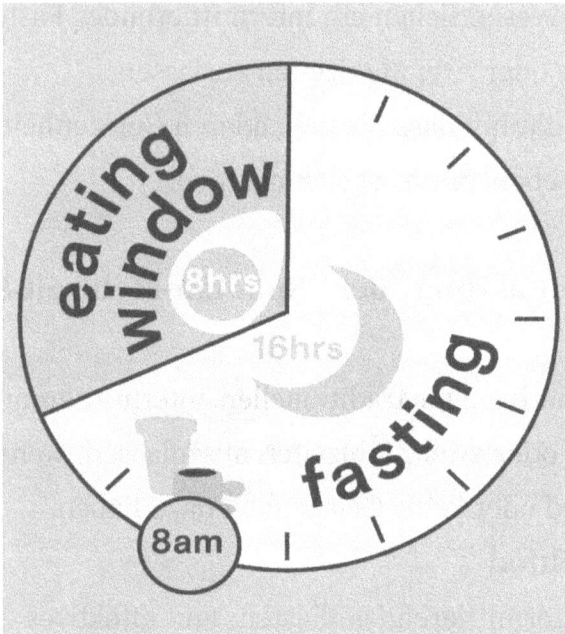

## 5.1 Der einfachste Weg, mit dem intermittierenden Fasten zu beginnen

Der einfachste Weg, um mit dem Intermittierenden Fasten auf dem richtigen Fuß zu beginnen und Fehler zu vermeiden, ist, den Wert des Verzehrs von reinen Vollwertprodukten während des Fastens zu betonen.

Doch zunächst wollen wir einen Blick auf die verschiedenen Fastenformen werfen, damit Sie herausfinden können, welche für Sie die richtige ist. Das ist entscheidend, wie Sie wissen. Wählen Sie die Strategie, von der Sie glauben, dass sie Ihnen die besten Ergebnisse bringen würde, und fangen Sie an. Beide Möglichkeiten sind praktikabel, je nach Lebensstil und Endziel. Lassen Sie uns beginnen:

- **Die 16/8-Methode:** Dabei wird 16 Stunden lang gefastet und die restlichen 8 Stunden gut gegessen. Brechen Sie das Fasten um 12 Uhr am nächsten Tag, nachdem Sie die letzte Mahlzeit um 20 Uhr gegessen haben.

- **Die 5/2-Technik:** Sie nehmen an fünf Tagen der Woche regelmäßig Nahrung zu sich und wählen an den restlichen zwei Tagen nur Mahlzeiten mit 500 bis 600 Kalorien pro Tag (250 bis 300 cal pro Mahlzeit).

- **Die Stop-Eat-Stop-Strategie:** Bei dieser Kur fasten Sie ein- bis zweimal pro Woche für 24 Stunden. Wenn Sie daran gewöhnt sind, drei oder vier Mahlzeiten am Tag zu sich zu nehmen, könnte dies anfangs ein entmutigender Ansatz sein.

- **Die Alternate-Day-Methode:** Die Regel dieser Methode ist, jeden zweiten Tag zu essen. Es ist normal, an Fastentagen 500 cal zu konsumieren und an Nicht-Fastentagen zu konsumieren, was immer Sie wollen.

- **Der Prozess des zufälligen Überspringens von Mahlzeiten:** Diese IF-Methode beinhaltet das Überspringen von Mahlzeiten bei Bedarf. Sie werden davon profitieren, auch wenn es sich nicht um ein reglementiertes System handelt.

## 5.2 Vorteile des intermittierenden Fastens

Es ist wichtig, die Auswirkungen einer Fastenkur auf Ihren Körper zu berücksichtigen, damit Sie an Bord bleiben und Ihre Ziele erreichen. Zu wissen, was Sie erwartet, wird Ihnen helfen, motiviert zu bleiben, während Sie sich an die IF anpassen.

- Da Sie nicht essen, um den Blutzuckerspiegel zu erhöhen, senkt Intermittierendes Fasten den Insulinspiegel. Infolgedessen zieht der Körper Nahrung aus den Fettreserven.
- Die verbesserte Blutversorgung des Gehirns erhöht die neurologische und emotionale Schärfe.
- Die Energieniveaus würden ansteigen.
- Der Spiegel des menschlichen Wachstumshormons steigt, was sich positiv auf das Wachstum der Muskelmasse und die Knochendichte auswirkt.
- Wenn gealterte Zellen absterben, werden sie fixiert und ersetzt.

- Die Nieren helfen, den Blutdruck zu senken, indem sie zusätzliches Salz und Wasser entfernen. Dies hilft außerdem bei der Reduzierung von Entzündungen im Körper.

- Die Menge an schlechtem Cholesterin (LDL) sinkt, während die Menge an gutem Cholesterin (HDL) erhöht wird.

## 5.3 Wenn Fehler und Möglichkeiten, sie zu vermeiden

- **Schnelles Abnehmen mit intermittierendem Fasten**

Einer der größten Fehler, den Sie machen können, ist, so schnell zu beginnen. Sie werden scheitern, wenn Sie sich in die IF stürzen, ohne sich erst einmal einzugewöhnen. Es kann schwierig sein, von der Einnahme von drei normalen Mahlzeiten oder sechs kleinen Mahlzeiten am Tag auf die Einnahme innerhalb eines vierstündigen Zeitrahmens umzustellen.

Führen Sie stattdessen irgendwann das Fasten ein. Wenn Sie sich für das 16/8-Verfahren entscheiden, erhöhen Sie allmählich den Zeitraum zwischen den Mahlzeiten, so dass Sie problemlos in 12 Stunden funktionieren können. Um das Zeitfenster dann auf 8 Stunden zu reduzieren, fügen Sie jeden Tag ein paar Minuten hinzu, bevor Sie es erreichen.

- **Wählen Sie den falschen Intermittierenden Fastenplan**

Sie haben Vollwertkost wie Fisch und Geflügel, Obst und Gemüse und nahrhafte Beilagen wie Hülsenfrüchte und Quinoa eingekauft und sind bereit, Intermittierendes Fasten zur Gewichtsabnahme zu betreiben. Das Problem ist, dass Sie nicht die IF-Strategie gewählt haben, die Ihre Leistung sicherstellt. Wenn Sie an sechs Tagen in der Woche ins Fitnessstudio gehen, ist absolutes Fasten an zwei dieser Tage vielleicht nicht die beste Option für Sie.

Anstatt sich unüberlegt in eine Strategie zu stürzen, untersuchen Sie Ihren Lebensstil und wählen Sie den Plan, der besser zu Ihrer Routine und Ihren Verhaltensweisen passt.

- **Übermäßiges Essen im Fastenfenster**

Die verkürzte Zeit, die für die Nahrungsaufnahme zur Verfügung steht, erfordert eine geringere Kalorienzufuhr, was ein Grund dafür ist, dass Menschen intermittierendes Fasten betreiben wollen. Auf der anderen Seite kann es sein, dass manche Personen während des Fastenfensters ihre übliche Anzahl an Kalorien zu sich nehmen. Es ist möglich, dass Sie dadurch kein Gewicht verlieren.

Nehmen Sie nicht die tägliche Kalorienzufuhr von 2000 cal in der Fastenzeit zu sich. Zielen Sie stattdessen auf eine

Kalorienzufuhr von 1200 - 1500 cal während der Zeit des Fastenbrechens. Wenn Sie vier, sechs oder acht Stunden fasten, kann die Anzahl der Mahlzeiten, die Sie zu sich nehmen, durch die Dauer des Fastenfensters bestimmt werden. Wenn Sie sich in einem Zustand des Verhungerns befinden und sich ernähren müssen, überdenken Sie die Diät, die Sie verfolgen wollen, oder nehmen Sie sich einen Tag Auszeit vom IF, um sich zu konzentrieren und dann wieder in die Spur zu kommen.

- **Im Fastenfenster die falschen Lebensmittel essen**

Übermäßiges Essen geht Hand in Hand mit dem Fehler des Intermittierenden Fastens, die falschen Dinge zu konsumieren. Sie würden sich nicht gut fühlen, wenn Sie eine Fastenzeit von sechs Stunden haben und diese mitverarbeiteten, salzigen oder zuckerhaltigen Lebensmitteln füllen.

Die Hauptstütze Ihrer Ernährung wird mageres Fleisch, gute Fette, Mandeln, Hülsenfrüchte, unverarbeitetes Getreide und gesundes Gemüse und Obst. Auch wenn Sie nicht fasten, sollten Sie einige Ideen für gesundes Essen im Hinterkopf behalten:

Anstatt in einer Kneipe zu essen, kochen und essen Sie lieber zu Hause.

Lesen Sie die Nahrungsmitteletiketten und informieren Sie sich über Zusatzstoffe, wie z. B. Maissirup mit hohem Fruktose Gehalt und raffiniertes Palmöl, das nicht erlaubt ist.

Achten Sie auf versteckten Zucker und schränken Sie den Natriumkonsum ein.

Bereiten Sie anstelle von raffinierten Zutaten ganze Lebensmittel zu.

Ballaststoffe, ausgewogene Kohlenhydrate und Fette sowie mageres Eiweiß können alle auf Ihrem Teller vorhanden sein.

- **Kalorienbeschränkung im Fastenfenster**

Und, es gibt so etwas wie eine Kalorienbeschränkung, die übertrieben ist. Es ist nicht sicher, weniger als 1200 Kalorien während Ihres Fastenfensters zu essen. Nicht nur das, aber es hat das Potenzial, Ihre metabolische Rate zu verlangsamen. Wenn Sie Ihren Stoffwechsel so lange verzögern, werden Sie anfangen, Muskelmasse zu verlieren, anstatt sie zu gewinnen.

Um diesen Fehler zu vermeiden, planen Sie Ihre Mahlzeiten für die kommende Woche am Wochenende. So haben Sie im Handumdrehen ausgewogene, nahrhafte Mahlzeiten zur Hand. Wenn es Zeit zum Essen ist, können Sie aus verschiedenen guten, schmackhaften und kalorienbalancierten Optionen wählen.

- **Intermittierendes Fasten brechen, ohne es zu merken**

Es ist notwendig, sich der heimlichen Fastenbrecher bewusst zu sein. Wussten Sie, dass schon der Geschmack von Zucker das Gehirn dazu bringt, Insulin auszuschütten? Dies löst die Freisetzung von Insulin aus und bricht im Wesentlichen das Hochgefühl. Hier sind einige unerwartete Lebensmittel, Ergänzungen und Gegenstände, die ein Fasten stoppen und eine Insulinreaktion auslösen können:

1. Nahrungsergänzungsmittel, die Pektin und Maltodextrin sowie andere Zusatzstoffe enthalten
2. Zucker und Fett werden in Nahrungsergänzungsmitteln wie Gummibärchenvitaminen verwendet.
3. Verwendung von Mundwasser und Zahnpasta mit Xylit als Süßungsmittel
4. Zucker kann in der Umhüllung von Schmerzmitteln wie Advil verwendet werden.

Das Fasten zu brechen ist ein häufiger Fehler beim Intermittierenden Fasten. Wenn Sie sich nicht ernähren, reinigen Sie Ihre Zähne mit einer Backpulver-Wasser-Mischung, und überprüfen Sie die Etiketten genau, bevor Sie Nahrungsergänzungsmittel und Vitamine zu sich nehmen.

- **Unzureichendes Trinken während des intermittierenden Fastens**

IF erfordert, dass Sie hydriert bleiben. Denken Sie daran, dass der Körper nicht das Wasser aufnimmt, das normalerweise mit der Nahrung aufgenommen wird. Wenn Sie also nicht geduldig sind, können die Nebenwirkungen Sie aus der Bahn werfen. Wenn Sie sich selbst ermutigen, dehydriert zu sein, können Sie Übelkeit, Muskelkrämpfe und extremen Hunger erleben.

Beziehen Sie auch das Folgende in den Tag mit ein, um diesen Fehler zu vermeiden, um unangenehme Anzeichen wie Krämpfe und Kopfschmerzen zu vermeiden:

1. Wasser
2. 2 Esslöffel Apfelessig und Wasser (das könnte sogar Ihren Hunger zügeln)
3. eine Tasse schwarzen Kaffee
4. Grüner Tee, schwarzer Tee, Kräutertee, Oolong-Tee

- **Beim intermittierenden Fasten wird nicht wirklich trainiert**

Manche Menschen gehen davon aus, dass sie während einer IF-Zeit nicht trainieren können, obwohl dies der perfekte Umstand ist. Durch das Training verbrennen Sie Fett, das sich in Ihrem Körper angesammelt hat. Außerdem steigt beim Sport der Spiegel des menschlichen Wachstumshormons an, was den Muskelaufbau unterstützt.

Es gibt jedoch bestimmte Richtlinien, die Sie befolgen müssen, um das Beste aus dem Training herauszuholen.

Beachten Sie die folgenden Punkte, um das maximale Ergebnis Ihrer Bemühungen zu erzielen:

1. Planen Sie Ihr Training so, dass es mit den Mahlzeiten zusammenfällt, und nehmen Sie nährstoffreiche Kohlenhydrate und Proteine nur innerhalb von dreißig Minuten nach dem Training zu sich.

2. Wenn das Training anstrengend ist, stellen Sie sicher, dass Sie vorher essen, um die Glykogen Reserven wieder aufzufüllen.

3. Richten Sie das Training auf die Fastenmethode aus; wenn Sie 24 Stunden lang fasten, sollten Sie nicht jeden Tag etwas Anstrengendes tun.

4. Bleiben Sie während des Mauerseglers und besonders während der Übung hydratisiert.

5. Achten Sie auf die Signale Ihres Körpers; wenn Sie anfangen, sich müde oder schwindlig zu fühlen, machen Sie eine Pause oder hören Sie auf zu trainieren.

- **Beim intermittierenden Fasten so hart zu sich selbst sein, wenn man ausrutscht**

Ein Fehler bedeutet nicht gleich Verlust! Sie werden Tage haben, an denen eine IF-Diät besonders schwierig ist und Sie glauben, dass Sie nicht in der Lage sein werden, durchzuhalten. Es ist vollkommen akzeptabel, eine Pause zu machen, wenn es nötig ist. Nehmen Sie sich einen Tag Zeit, um sich neu zu konzentrieren. Halten Sie sich an den ausgewogenen Ernährungsplan, aber gönnen Sie sich Überraschungen wie einen tollen Protein-Smoothie oder einen Teller mit nahrhaften Brokkoli und Rindfleisch am nächsten Tag.

Rutschen Sie nicht in die Falle, dass das Intermittierende Fasten Ihr ganzes Leben übernimmt. Betrachten Sie es als einen Teil Ihrer guten Routine; vergessen Sie nur nicht, sich auf andere Weise um sich selbst zu kümmern. Genießen Sie ein Buch, lesen Sie, machen Sie Sport, verbringen Sie mehr Zeit mit Ihren Freunden und leben Sie so gesund wie möglich. Das ist nur ein Teil des Prozesses, die stärkste Version von sich selbst zu sein.

# Kapitel 6: Wie man während des intermittierenden Fastens sicher trainiert

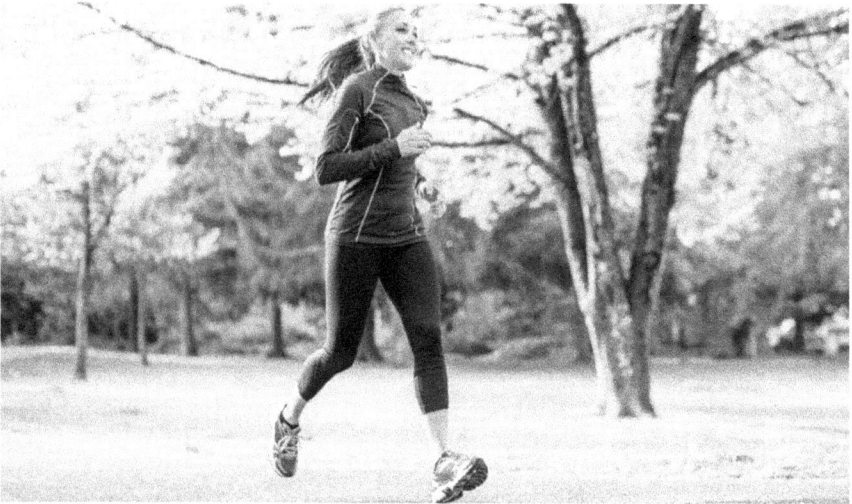

## 6.1 Nutzen und Risiken des Trainings während einer Fastenkur

Unabhängig davon, ob Sie neu im intermittierenden Fasten sind oder aus irgendeinem Grund fasten und weiterhin trainieren möchten, gibt es ein paar Vor- und Nachteile, die Sie beachten sollten, wenn Sie sich entscheiden, während des Fastens zu trainieren.

Bestimmten Studien zufolge verändert Bewegung während des Fastens die Muskelbiochemie und den Stoffwechsel, die mit der

Insulinempfindlichkeit und der Kontrolle des Blutzuckerspiegels in Zusammenhang stehen.

Es hat sich oft als vorteilhaft erwiesen, direkt danach zu essen und zu trainieren, bis zur Verdauung oder Absorption. Dies ist besonders bedeutsam für Menschen, die Typ-2-Diabetes haben oder an einem metabolischen Syndrom leiden.

Laut Chelsea Amengual besteht ein Vorteil des Fastens darin, dass Ihre angesammelten Kohlenhydrate, die als Glykogen bezeichnet werden, definitiv erschöpft sind, was bedeutet, dass Sie mehr Fett verbrennen werden, um Ihr Training anzutreiben.

Klingt die Aussicht auf eine höhere Fettverbrennung verlockend? Es gibt einen Nachteil des Fasten-Cardio-Trends, dessen Sie sich bewusst sein sollten, bevor Sie auf den Zug aufspringen.

Es ist wahrscheinlich, dass, wenn Sie trainieren, wenn Sie fasten, kann der Körper beginnen, Muskeln abzubauen und Protein als Nahrung zu verwenden, so Amengual. "Und außerdem ist es wahrscheinlicher, dass Sie eine Wand treffen", fährt sie fort, "was dafür sorgt, dass Sie weniger Ausdauer haben und nicht so viel trainieren oder so gut abschneiden können."

IF und langfristiges Training ist nicht geeignet. "Der Körper reduziert sich selbst an Kalorien und Leistung, was zu einer Verlangsamung des Stoffwechsels führen kann", fährt sie fort.

**Sollten Sie während des Fastens Sport treiben?**

- Sie wären in der Lage, mehr Fett zu verbrennen.
- Wenn Sie über einen längeren Zeitraum fasten, kann sich Ihr Stoffwechsel verlangsamen.
- Sie sind möglicherweise nicht in der Lage, während des Trainings die beste Leistung zu erbringen.
- Sie können Muskelmasse verlieren oder einfach nur Muskelmasse beibehalten, anstatt sie aufzubauen.

## 6.2 Eine gute Trainingseinheit während des Fastens

Wenn Sie sich für intermittierendes Fasten entscheiden, während Sie weiterhin trainieren, gibt es ein paar Dinge, die Sie tun können, um Ihr Training erfolgreicher zu gestalten.

- **Beachten Sie das Tempo**

Wenn es darum geht, das Training beim Fasten erfolgreicher zu gestalten, gibt es drei Dinge zu beachten: ob Sie vor, nach oder nach dem Fastenfenster trainieren können.

Das 16:8-Protokoll ist eine gängige IF-Form. Die Idee beinhaltet, alles während eines 8-stündigen Zeitfensters zu essen, bevor man 16 Stunden lang fastet.

"Vor dem Fenster zu trainieren ist am besten für jemanden, der während des Trainings auf nüchternen Magen gut abschneidet, und während des Fensters zu trainieren ist gut für jemanden, der nicht auf nüchternen Magen trainieren möchte, aber die Vorteile der Ernährung nach dem Training nutzen muss", sagt er. Während ist die sicherste Wahl für Erfolg und Regeneration, so Shuff.

Er fährt fort: "Nach dem Fenster ist für diejenigen, die nach dem Tanken trainieren wollen, aber während des Fütterungsfensters keine Zeit dafür haben."

- **Bestimmen Sie die Art der Übung, die Sie abhängig von Ihren Makros durchführen können**

Lynda Lippin, eine lizenzierte Fitnesstrainerin, sagt, dass es wichtig ist, auf die Makronährstoffe zu achten, die Sie am Tag vor und nach Ihrem Training zu sich nehmen.

Kraftübungen erfordern zum Beispiel weitere Kohlenhydrate am Tag der Übung, während Cardio-/Hochintensitäts-Intervalltraining an einem Tag mit weniger Kohlenhydraten durchgeführt werden kann, beschreibt sie.

- **Um Kraft zu entwickeln oder zu erhalten, essen Sie während des Trainings die richtigen Nahrungsmittel**

Laut Dr. Niket Son pal ist es am einfachsten, IF und Fitness zu kombinieren, indem Sie Ihre Übungen während Ihrer Essenszyklen planen, so dass Ihr Nährstoffgehalt am höchsten ist.

"Es ist auch wichtig, dass der Körper nach einer so schweren Hebeübung Eiweiß zu sich nimmt, um bei der Regeneration zu helfen", fährt er fort.

Amengual empfiehlt, nach einer Kraftübung innerhalb von dreißig Minuten nach dem Training Kohlenhydrate und etwa 20 g Eiweiß zu essen.

## 6.3 Wie können Sie beim Fasten bequem trainieren?

Die Effektivität eines jeden Gewichtsreduktions- oder Fitnessprogramms hängt davon ab, wie sicher es im Laufe der Zeit aufrechtzuerhalten ist. Bleiben Sie in der sicheren Zone, wenn Ihr Gesamtziel darin besteht, Körperfett abzubauen und Ihr Gesundheitsniveau zu erhalten, wenn Sie IF machen. Hier sind einige professionelle Vorschläge, die Sie dabei unterstützen.

- **Befolgen Sie die leichte bis hochintensive Übung mit einer Mahlzeit**

Dies ist der Zeitpunkt, an dem der Wert der Mahlzeitenzubereitung zum Tragen kommt. Laut Khorana ist es entscheidend, vor einer Übung mit niedriger oder hoher Intensität zu essen. Infolgedessen kann der Körper einige Glykogenvorräte haben, aus denen er schöpfen kann, um Ihre Übung anzutreiben.

- **Halten Sie sich selbst hydratisiert**

Es ist wichtig zu beachten, dass Fasten laut Sonpal nicht mit Dehydrierung gleichzusetzen ist. In Wirklichkeit rät er, beim Fasten mehr Wasser zu trinken.

- **Aufrechterhaltung eines gesunden Elektrolytgleichgewichts**

Kokosnusswasser ist laut Sonpal eine gesunde, kalorienarme Flüssigkeitsquelle. Er behauptet, dass es Elektrolyte wieder auffüllt, gut schmeckt und wenig Kalorien enthält. Hören Sie auf, zu viel Gatorade oder Sportgetränke zu konsumieren, da sie reich an Zucker sind.

- **Behalten Sie eine niedrige Intensität und Dauer bei**

Legen Sie eine Pause ein, wenn Sie sich schwindlig fühlen, nachdem Sie sich so angestrengt haben. Es ist wichtig, auf den Körper zu achten.

Denken Sie an die Art von Fasten, die Sie durchführen werden.

Wenn Sie eine 24-stündige sporadische Fastenkur machen, empfiehlt Lippin Übungen mit niedriger Intensität wie:

1. Joggen
2. Yoga zur Entspannung
3. Pilates ist ein sanftes Workout

Da der größte Teil des 16-stündigen Fastenfensters jedoch abends, schlafend und frühmorgens, wenn Sie das 16:8-Fasten durchführen, verbracht wird, ist das Einhalten einer bestimmten Form des Trainings nicht so wichtig.

## 6.4 Achten Sie auf den Körper

Wenn Sie während des Intermittierenden Fastens trainieren, ist das Wichtigste, auf Ihren Körper zu hören.

"Wenn Sie dazu neigen, sich müde oder schwindelig zu fühlen, ist es wahrscheinlich, dass Sie einen niedrigen Blutzuckerspiegel haben oder dehydriert sind", sagt Amengual. Wenn das der Fall ist, empfiehlt sie, mit einem Kohlenhydrat-Elektrolyt-Getränk zu beginnen und dann ein ausgewogenes Mittagessen zu essen.

Obwohl Sport und IF für bestimmte Personen vorteilhaft sein können, ist es für andere vielleicht unangenehm, während des Fastens überhaupt Sport zu treiben.

Bevor Sie mit einer Diät oder einem Fitnessprogramm beginnen, konsultieren Sie Ihren Arzt oder medizinisches Fachpersonal.

## 6.5 Ist es möglich, schneller Gewicht zu verlieren, wenn Sie mit leerem Magen trainieren?

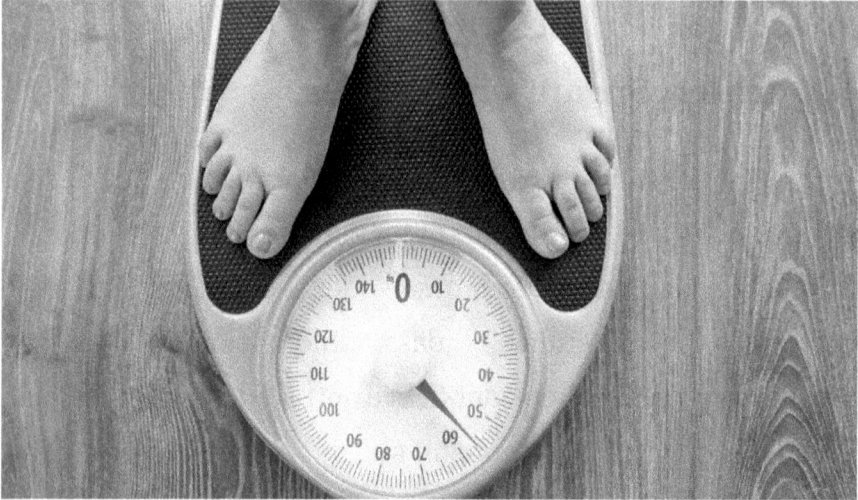

Wurde Ihnen jemals geraten, mit leerem Magen zu trainieren? Fasten-Cardio, oder Cardio, das vor oder nach dem Essen durchgeführt wird, ist ein häufiges Thema in der Gesundheits- und Diätgemeinschaft.

Wie bei vielen Wellness-Phänomenen gibt es Befürworter und Kritiker.

Einige Personen schwören darauf, dass es ein schneller und einfacher Weg ist, Gewicht zu verlieren, während andere denken, dass es eine Verschwendung von Zeit und Mühe ist.

Cardio-Fasten bedeutet nicht unbedingt, dass Sie einen intermittierenden Fastenplan verfolgen. Es kann so einfach sein, wie morgens als Erstes zu laufen und dann zu frühstücken.

Die Vorteile und Fallstricke des Cardio-Fastens wurden mit drei Gesundheits- und Diätexperten besprochen. Dies ist, was sie darüber vorzuschlagen haben.

- **Probieren Sie es aus:** Sie können möglicherweise mehr Fett verbrennen, wenn Sie ein schnelles Ausdauertraining durchführen.

In Abnehm- und Trainingskreisen ist es beliebt, vor dem Essen eine Trainingseinheit auf dem Laufband oder dem Stehfahrrad zu absolvieren. Die Aussicht, mehr Fett zu verlieren, ist oft der primäre Motivator. Doch wie funktioniert das in der Praxis?

Emmie Satrazemis, eine lizenzierte Sporternährungsberaterin, sagt: "Wenn man keine zusätzlichen Kalorien oder Nahrung von einer letzten Mahlzeit oder einem Snack vor dem Training zur Hand hat, muss sich der Körper auf gespeicherten Brennstoff konzentrieren, der in der Regel Glykogen und gespeichertes Fett ist."

Bewegung am Morgen nach einem 8- bis 12-stündigen Fasten durch Schlaf hilft Ihnen laut einer seriösen Quelle, bis zu 20 Prozent mehr Fett zu verbrennen. Einige Studien deuten jedoch darauf hin, dass es wenig Effekt auf den Gesamtfettverlust hat.

- **Überspringen Sie es:** Wenn Sie Muskelmasse aufbauen wollen, ist die Einnahme vor einer Cardio-Übung notwendig.

Es muss jedoch zwischen dem Aufbau von Muskelmasse und dem Erhalt von Muskelmasse unterschieden werden.

"Solange Sie genügend Protein zu sich nehmen und Ihre Muskeln nutzen, zeigt sich, dass die Muskelmasse sehr gut erhalten bleibt, selbst bei einem Kaloriendefizit", erklärt Satrazemis.

Das liegt daran, dass Aminosäuren nicht so ideal sind wie gespeicherte Kohlenhydrate und Fett, während Ihr Körper auf der Suche nach Nahrung ist. Satrazemis hingegen behauptet, dass die Zufuhr von sofortiger Energie minimal ist und dass ein zu hartes und zu langes Training beim Fasten dazu führen kann, dass Ihnen die Energie ausgeht oder Sie anfangen, mehr Muskeln abzubauen.

Sie behauptet auch, dass das Essen nach dem Training Ihnen hilft, diese Speicher zu regenerieren und die Muskelschäden zu heilen, die während des Trainings entstanden sind.

- Versuchen **Sie's mal:** Sie lieben die Art und Weise, wie schnelles Ausdauertraining Ihrem Körper hilft, gesund zu sein.

Diese Erklärung kann selbstverständlich erscheinen, aber es ist nicht ungewöhnlich, sich zu fragen, warum wir Dinge tun, auch wenn sie uns glücklich machen. Daher glaubt Satrazemis, dass die Entscheidung für ein Fastentraining eine persönliche Entscheidung ist. "Manche Menschen trainieren gerne auf nüchternen Magen, während andere am besten trainieren, während sie essen", erklärt sie.

- **Don't Do It:** Aktivitäten, die viel Kraft und Tempo erfordern, können mit Essen im Magen durchgeführt werden.

Laut David Chesworth, einem ACSM-lizenzierten Fitnesstrainer, können Sie vor bestimmten Übungen essen, wenn Sie eine Übung durchführen möchten, die viel Kraft oder Tempo erfordert.

Er erklärt, warum Glukose der beste Brennstoff für Kraft- und Tempotraining ist, da sie die schnellste Energieart ist. "Die Physiologie bietet normalerweise nicht die optimalen Werkzeuge für diese Form des Trainings im nüchternen Zustand", fügt Chesworth hinzu. Daher empfiehlt er, wenn Sie schnell und stark werden wollen, zu trainieren, nachdem Sie gegessen haben.

- **Probieren Sie es aus:** Wenn Sie mit Magen-Darm-Problemen zu kämpfen haben, kann Fasten-Cardio von Vorteil sein.

Wenn Sie vor dem Training eine Mahlzeit oder vielleicht sogar einen Snack zu sich nehmen, kann Ihnen während des Trainings übel werden. "Das gilt besonders am Morgen sowie bei ballaststoffreichen und fettreichen Speisen", sagt Satrazemis.

Wenn Sie sich keine größere Mahlzeit leisten können oder nicht mindestens zwei Tage Zeit haben, um sie zu verarbeiten, sind Sie vielleicht am besten damit bedient, irgendetwas mit einfacher Energieversorgung zu essen oder im Fasten Sport zu treiben.

- **Tun Sie es nicht:** Sie haben ein medizinisches Problem.

Sie müssen in hervorragender Form sein, um im gefasten Zustand Cardio zu machen. Sie sollten auch an Gesundheitsprobleme wie niedrigen Blutdruck oder niedrigen Blutzucker denken, die laut Satrazemis Schwindelgefühle auslösen und Sie dem Risiko von Verletzungen aussetzen können.

## 6.6 Tipps zur Durchführung von Fastenkursen

Wenn Sie das Fasten ausprobieren möchten, sollten Sie die folgenden Richtlinien beachten, um Ihre Sicherheit zu gewährleisten:

- Trainieren Sie nicht länger als 60 Minuten ohne zu konsumieren.
- Wählen Sie Übungen mit leichter bis geringe Intensität.
- Das Trinken von Wasser ist ein Teil des Fastentrainings, also bleiben Sie hydriert.
- Denken Sie daran, dass Ihr gesamter Lebensstil, insbesondere Ihre Ernährung, einen größeren Einfluss

auf Ihre Gewichtsabnahme oder -zunahme hat als die Häufigkeit Ihres Trainings.

- Achten Sie auf Ihre Gesundheit und tun Sie, was sich richtig anfühlt. Wenn Sie sich nicht sicher sind, ob Sie Cardio training im Fasten durchführen können oder nicht, lassen Sie sich von einem lizenzierten Ernährungsberater, Personal Trainer oder Arzt beraten.

## 6.7 Arten von IF, die am besten für Frauen geeignet sind

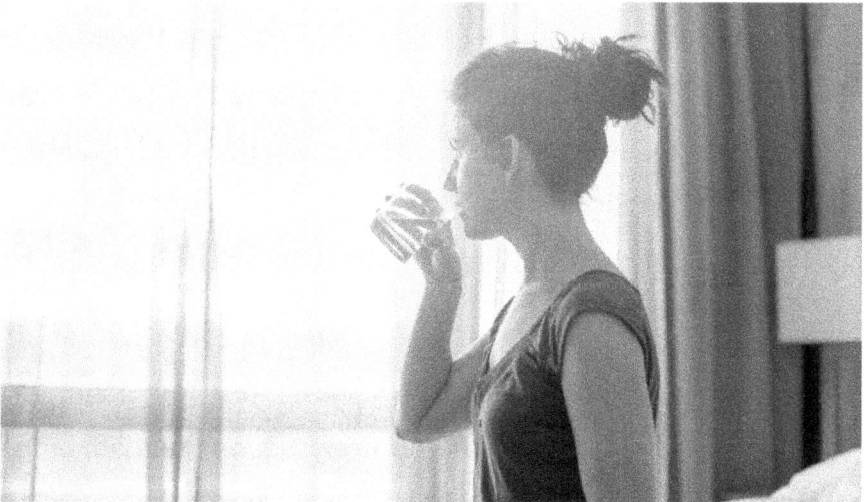

Es gibt keine Einheitslösung für eine Diät. Das gilt auch für das erweiterte Fasten.

Frauen können im Durchschnitt ruhiger an das Fasten herangehen als Männer.

Kürzere Fastenzeiten, weniger Fastentage und der Verzehr einer begrenzten Menge an Kalorien an Fastentagen sind ebenfalls mögliche Optionen.

Hier sind ein paar der besseren intermittierenden Fasten Optionen für Frauen:

- **Crescendo-Methode**

12-16 Stunden Fasten zweimal pro Woche für 2 bis 3 Tage. Die Fastentage sollten nicht zusammenfallen und gleichmäßig über die Woche verteilt sein (Mo, Mi und Fr).

- **Das Eat-Stop-Eat-Protokoll (auch bekannt als das 24-Stunden-Protokoll)**

Machen Sie vielleicht ein- oder zweimal pro Woche eine komplette 24-Stunden-Fastenkur (max. 2-mal pro Woche für Frauen). Beginnen Sie mit 14- bis 16-Stunden-Fasten und arbeiten Sie sich hoch.

- **5:2-Diät (auch bekannt als "Die schnelle Diät")**

Beschränken Sie sich an zwei Tagen pro Woche auf 25 Prozent Ihrer üblichen Kalorienzufuhr (ca. 500 Kalorien) und essen Sie an den anderen fünf Tagen regelmäßig. Die Fastentage können durch einen Tag getrennt werden.

- **Aktualisiertes Alternate-Day-Fasten**

An abwechselnden Tagen wird gefastet, aber an Nicht-Fastentagen regelmäßig gegessen. An einem Fastentag müssen Sie 20-25 Prozent Ihrer normalen Kalorienzufuhr (etwa 500 Kalorien) zu sich nehmen.

- **Die 16/8-Methode (auch bekannt als der "Lean Gains Approach")**

Dabei wird sechzehn Stunden am Tag gefastet und innerhalb von 8 Stunden werden alle Kalorien verbraucht. Frauen können mit 14 Stunden Fasten beginnen und sich bis zu 16 Stunden hocharbeiten.

Unabhängig davon, für welche Option Sie sich entschieden haben, ist es auch notwendig, während der Nicht-Fastenzeiten gut zu essen. Sie genießen nicht die gleichen Gewichtsreduktions- und Gesundheitseffekte, wenn Sie während der Nicht-Fastenzeiten viele fettige, kalorienreiche Dinge zu sich nehmen.

Am Ende des Tages ist der richtige Ansatz etwas, das Sie handhaben und über einen längeren Zeitraum beibehalten können, ohne dass es sich negativ auf die Gesundheit auswirkt.

# Fazit

Intermittierendes Fasten ist eine Form der Ernährung, bei der zwischen Fasten- und Essenszeiten gewechselt wird. Es schreibt Ihnen nicht vor, welche Lebensmittel Sie konsumieren sollen, sondern wann Sie diese essen können.

Auf diese Weise wird es eher als ein Ernährungsstil definiert, als eine Diät im herkömmlichen Sinne. Regelmäßiges Fasten für 24 Stunden oder 16-Stunden-Fasten zweimal pro Woche sind zwei beliebte Praktiken des intermittierenden Fastens.

Intermittierendes Fasten ist eines der einflussreichsten Gesundheits- und Wellness-Phänomene in der Welt im Moment. Die Menschen nutzen es, um Gewicht zu verlieren, ihr Wohlbefinden zu stärken und ihr Leben zu erleichtern. Die gesundheitlichen Vorteile des intermittierenden Fastens sind auf Verbesserungen des Hormonspiegels, der Zellstruktur und der Genexpression zurückzuführen.

Der Spiegel des menschlichen Wachstumshormons steigt, während der Insulinspiegel beim Fasten sinkt. Außerdem verändern die Körperzellen ihre Genexpression und aktivieren wichtige zelluläre Reparaturprozesse. Intermittierendes Fasten hilft, durch die steile Achterbahn der Wechseljahre zu navigieren. Wenn Sie Erschöpfung, Insulintoleranz oder Gewichtszunahme als Folge der Wechseljahre spüren, sollten Sie es vielleicht einmal ausprobieren.

Intermittierendes Fasten funktioniert auf allen Seiten der Kalorienberechnung. Es erhöht die Stoffwechselrate (verbrauchte Kalorien) und verringert dadurch die Nahrungsmenge, die Sie zu sich nehmen (reduziert Kalorien).

In den letzten Jahrzehnten hat sich der Typ-2-Diabetes extrem verbreitet. Erhöhte Blutzuckerwerte im Sinne einer Insulinresistenz sind das markanteste Merkmal.

Etwas, das die Insulintoleranz senkt und vor Typ-2-Diabetes schützt, kann helfen, den Blutzuckerspiegel zu senken. Es wurde festgestellt, dass intermittierendes Fasten signifikante Vorteile für die Insulintoleranz hat und zu einer signifikanten Senkung des Blutzuckerspiegels führt. In Humanstudien wurde gezeigt, dass intermittierendes Fasten den Nüchternblutzucker um 3 bis 6 Prozent und das Nüchterninsulin um 20 bis 31 Prozent senken kann.

Intermittierendes Fasten hat mehrere gesundheitliche Vorteile sowohl für den Körper als auch für den Geist. Es wird Ihnen helfen, Gewicht zu verlieren und gleichzeitig die Chancen zu senken, Typ-2-Diabetes, Herzversagen und Krebs zu entwickeln. Es kann Ihnen sogar dabei helfen, ein längeres Leben zu führen.